Todo sobre la pérdida de la memoria

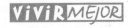

Pamela Wartian Smith

Todo sobre la pérdida de la memoria

Guía para mantener, reforzar o recuperar tus recuerdos

Traducción de Mariana Hernández Cruz

VERGARA

BARCELONA · MÉXICO · BOGOTÁ · BUENOS AIRES · CARACAS
MADRID · MIAMI · MONTEVIDEO · SANTIAGO DE CHILE

2015

Todo sobre la pérdida de la memoria
Guía para mantener, reforzar o recuperar tus recuerdos

Primera edición, diciembre de 2015

D. R. © 2014, Pamela Wartian Smith,
        derechos gestionados para América Latina en español
        a través de BOOKBANK Agencia Literaria
        www. bookbank.es
D. R. © 2015, EDICIONES B México por la traducción,
        traducción de Mariana HERNÁNDEZ CRUZ
D. R. © 2015, EDICIONES B México, S. A. de C. V.
        Bradley 52, Anzures DF-11590, MÉXICO

ISBN: 978-607-480-920-6

Impreso en México | *Printed in Mexico*

Se terminó de imprimir y encuadernar en diciembre de 2015 en
Programas Educativos, S. A. de C.V., calz. Chabacano 65-A,
Asturias DF-06850, México.

Para la doctora Patricia Pierce, cuyas contribuciones
como madre, médica y educadora han sido invaluables.
Extrañaremos su generosidad, paciencia e inteligencia.

AGRADECIMIENTOS

A Rudy Shur, por su arduo trabajo y dedicación infinita hacia este proyecto.

A Miye Bromberg, quien estuvo dispuesta a dedicar incontables horas y días a este libro, como hacen los mejores.

La verdadera posesión de un hombre son sus recuerdos. En ninguna otra cosa es rico, en ninguna otra cosa es pobre.

ALEXANDER SMITH, poeta escocés del siglo XIX

EN ALGÚN MOMENTO U OTRO, LA MAYORÍA DE NOSO-tros hemos tenido alguna experiencia con la pérdida de la memoria. Olvidas dónde dejaste el celular, abres el refrigerador y de repente no puedes recordar lo que querías sacar o no puedes recordar el nombre de ese buen restaurante que visitaste la semana pasada. Estos pequeños lapsus son normales y conforme envejecemos estos momentos parecen ser más comunes. Esto puede ser muy frustrante, ya que nuestras habilidades cognitivas son fundamentales para hacernos quienes somos.

La cosa es que el envejecimiento puede tener y tiene un impacto en nuestra habilidad para recordar. Afortunadamente, la ciencia ha demostrado que la mayor parte de las pérdidas de la memoria y de las deficiencias cognitivas pueden tratarse, revertirse e incluso prevenirse con éxito. En los últimos treinta años, los investigadores médicos han aumentado mucho los estudios en esta área. Los científicos han investigado los factores que conducen a todas las formas de la pérdida de la memoria: desde la deficiencia normal de la memoria debido al envejecimiento hasta la demencia, y también han observado a individuos mayores que han envejecido sin perder la agudeza mental. Como resultado, tenemos a nuestra disposición una nueva riqueza en información sobre la pérdida de la memoria. ¿Cómo podemos poner a trabajar esta información? ¿Qué podemos hacer para mantener nuestras mentes nítidas y certeras a lo largo de nuestras vidas?

Lo que debes saber sobre la pérdida de la memoria y cómo detenerla revisó cientos de estudios para informarte sobre las principales causas de la pérdida de la memoria y ofrecerte soluciones reales para este problema cada vez mayor. Aunque la ciencia detrás de muchos de estos estudios es compleja, hice mi mejor esfuerzo para resumir cada idea en un lenguaje sencillo. Cuando es necesario usar la jerga científica, la acompañé con una explicación clara. Cuando trato la demencia y otras enfermedades relacionadas con la disminución de la memoria, proporciono la información más actual posible. Si tú o tu doctor desean ver algún asunto en particular con más detalle, los invito a consultar la sección de referencias al final del libro; ahí cité los estudios más importantes que usé para justificar el material de cada capítulo. Mi esperanza es mostrarte que las soluciones para la pérdida de la memoria están a tu alcance.

El libro comienza con la presentación de la información fundamental que necesitarás para comprender por qué ocurre la pérdida de la memoria. El capítulo uno delinea las partes básicas del cerebro y detalla sus funciones en la formación y el mantenimiento de la memoria. También aporta una visión general de los diferentes tipos de memoria y las tres mayores categorías de la deficiencia cognitiva.

Después, el libro se divide en dos partes. El propósito de la primera parte es familiarizarte con algunas de las causas más comunes de la pérdida de la memoria. Cada capítulo de la primera parte discute un factor diferente que puede contribuir potencialmente al deterioro cognitivo: la enfermedad cardiovascular, el envenenamiento con metales pesados, el desequilibrio hormonal, la inflamación y el insomnio están entre los peores culpables. Cada capítulo está precedido por un cuestionario que puede ayudarte a reconocer si la condición que se discute puede estar afectándote. Si es así, querrás seguir leyendo. Aprenderás sobre los síntomas, las causas y los factores de riesgo de esa condición y después cómo se diagnostica y se trata comúnmente.

La primera parte también incluye un capítulo sobre la demencia, la forma más severa de pérdida de la memoria. Actualmente, la mayor parte de las formas de la demencia se consideran inevitables e irreversibles, es decir, no pueden prevenirse ni curarse. Sin embargo, puedes hacer muchas cosas para tratar los síntomas e incluso reducir el riesgo de desarrollar Alzheimer y otras demencias. Conforme se desarrolla la investigación, mi intención es darte la información más actual disponible para que sepas cuáles son tus opciones para controlar estas enfermedades devastadoras y cada vez más comunes.

Mientras que la primera parte discute los problemas específicos que causan la pérdida de la memoria, la segunda parte sirve como una guía más general para el mantenimiento y refuerzo de la memoria. Cada uno de los cinco primeros capítulos de la segunda parte presenta un factor de vida que es fundamental para mantener tu mente en la mejor condición: actividad física, actividad mental, sueño, manejo del estrés y dieta. Con dormir más y hacer más ejercicio, mantener tu mente activa, reducir el estrés y consumir una dieta saludable, serás capaz de prevenir cualquier deficiencia cognitiva. ¡Es posible que hasta te sientas más rápido y más alerta! Además, es probable que quieras añadir un suplemento nutricional a tu rutina diaria. El último capítulo proporciona un sumario de los suplementos alimenticios que han mostrado ser más efectivos para mejorar la memoria y la concentración. Aunque no hay un "medicamento milagroso" que inmediatamente te convierta en el equivalente intelectual de Albert Einstein, los suplementos que se discuten en el capítulo 13 han demostrado producir modestos pero significativos beneficios para quienes los consumen.

Realmente es posible mantener la agudeza y concentración de tu mente a lo largo de tu vida, pero eso no ocurrirá sin un compromiso de tu parte. Al elegir este libro, has dado un importante primer paso hacia la optimización de tu conocimiento y memoria. Ahora es momento de dar los pasos siguientes. Para descubrir cómo sacar el mayor provecho de tu cerebro y cuidarlo para los próximos años, ¡sigue leyendo!

El cerebro y la pérdida de la memoria

MUCHOS DE NOSOTROS ESTAMOS FAMILIARIZADOS instintivamente con la idea de la pérdida de la memoria. Todos hemos olvidado alguna información importante en algún momento. Pero, ¿qué pasa realmente en tu cerebro cuando te encuentras buscando respuestas? ¿Cómo se distingue la discapacidad normal y temporal de la memoria de una deficiencia cognitiva más grave y permanente?

Esta introducción proporciona una visión general de la memoria y la pérdida de la misma. Primero, te presentaré a tu cerebro, conocerás sus partes y sus funciones en la formación y el mantenimiento de los recuerdos. Sobre esta base, detallaré los diferentes tipos de memoria. Finalmente, aprenderás sobre las tres principales categorías de la pérdida de la memoria. Al saber cómo distinguir entre estas diferentes condiciones, serás más capaz de reconocer y tratar tu deficiencia cognitiva o la de un ser querido.

EL CEREBRO

Es el órgano más importante de tu cuerpo. Aunque equivale sólo al 2% de tu peso corporal, ocupa del 25 al 50% de todas las calorías y el oxígeno que asimilas. Modula tus pensamientos, emociones, acciones, sensaciones y recuerdos; tu cerebro es el que hace que seas quien eres.

Como es el responsable de tantas funciones, tu cerebro es por mucho el órgano más complejo de tu cuerpo. Se compone de más de 100 mil millones de neuronas (células cerebrales) y un billón de células gliales, que a veces se llaman células de soporte porque amplifican y sustentan la acción de las neuronas. Las neuronas se comunican unas con otras por medio de la transmisión de señales eléctricas a través de puntos de contacto especiales llamados sinapsis. Unos químicos llamados neurotransmisores ayudan a conducir estas señales a través de las sinapsis, permitiéndoles moverse a la velocidad de la luz alrededor de tu cerebro. Cuando aprendes o formas recuerdos, tus neuronas construyen nuevos caminos para que viajen las señales, creando literalmente nuevas asociaciones entre tus células cerebrales.

Esta conectividad permite que acumulemos y retengamos una cantidad vasta y variada de información. Cada neurona puede conectarse con otras miles; aproximadamente, ¡cada segundo se forman casi un millón de conexiones! Sin embargo, con el tiempo, estos enlaces pueden debilitarse o desaparecer, lo que resulta en la pérdida de recuerdos o de información. Cuando duermes, tu cerebro también "poda" estas conexiones, debilitando o destruyendo las que ya no son esenciales; esto permite que tu mente conserve energía y mantenga una concentración mayor en los recuerdos que todavía son útiles. Los caminos también pueden cambiar o "desviarse", alterando información existente. Lo importante es entender que tu cerebro está cambiando constantemente: pueden generarse nuevas conexiones e incluso nuevas neuronas hasta bien entrados en la vejez. Esta capacidad para el cambio (un fenómeno que los científicos llaman neuroplasticidad) es algo bueno, ya que implica que puedes hacer muchas cosas para mantener la agudeza de tu memoria y tu concentración.

El cerebro, técnicamente el encéfalo, está compuesto por tres piezas estructurales: el tallo cerebral, el cerebelo y el cerebro.

- El tallo cerebral conecta el cerebro con la médula espinal y, por consiguiente, con el resto de tu cuerpo. Controla tus reflejos y muchas de tus funciones corporales vitales e involuntarias (automáticas o inconscientes), incluyendo la respiración, la digestión y la circulación de la sangre.
- El cerebelo, apodado "pequeño cerebro", es un bulto de tejido pequeño y arrugado que se encuentra cerca de la nuca, debajo del cerebro. Principalmente sirve para integrar la información sensorial de tus ojos, oídos y músculos con el fin de coordinar el movimiento y mantener el equilibrio.
- El cerebro es la parte que la mayoría de nosotros visualiza cuando pensamos en el encéfalo. Pesa alrededor de 1.3 kilos y es la masa suave y gelatinosa que ocupa más espacio del cráneo. Se ha desarrollado mucho más extensamente en los humanos que en cualquier otro mamífero; el cerebro es responsable de gran parte de nuestro funcionamiento más elevado, incluyendo las emociones, los pensamientos, la personalidad y la memoria. También controla el movimiento voluntario (consciente). Tu cerebro está dividido justo por la mitad en dos hemisferios,

derecho e izquierdo. En general, el izquierdo controla la parte derecha del cuerpo y el derecho la contraria. Ambos hemisferios están además subdivididos en lóbulos especiales, cada uno con una función específica.

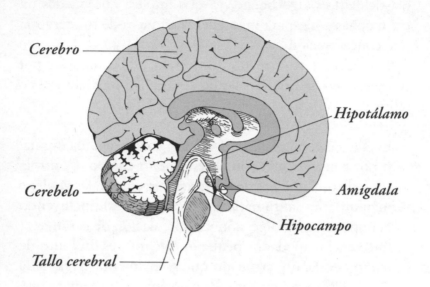

Cerebro

Hipotálamo

Cerebelo

Amígdala

Hipocampo

Tallo cerebral

FIGURA I.I. **Partes del cerebro.**
El cerebro humano seccionado en mitades iguales: izquierda y derecha

Los lóbulos frontales controlan tu habilidad para pensar, planear, razonar e imaginar, y son parte fundamental de la construcción de la memoria a corto plazo y del movimiento. En el lóbulo frontal izquierdo hay una porción llamada área de Broca, responsable de transformar los pensamientos en palabras. Los lóbulos parietales procesan ciertas formas de información sensorial: tacto, gusto, temperatura, y con el cerebelo ayudan a coordinar el movimiento y la percepción de las relaciones espaciales.

Al parecer, también desempeñan un papel en el establecimiento de la comprensión de la información simbólica o matemática. Los lóbulos occipitales están relacionados principalmente con el procesamiento de información visual; entre otras funciones, conectan nuevos estímulos visuales con otras imágenes almacenadas en tu memoria. Finalmente, los lóbulos temporales interpretan olores, sonidos y ciertos sabores. También están relacionados con el proceso de las emociones y la memoria.

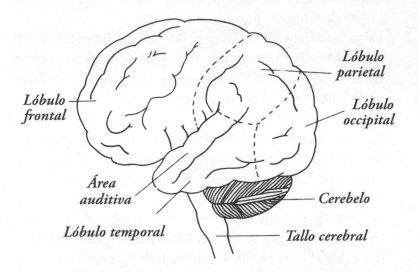

FIGURA 1.2 **Lóbulos del cerebro.**
Vista superficial de la parte derecha del cerebro. Los lóbulos del hemisferio cerebral están separados por líneas punteadas

Además de las tres partes principales de tu cerebro, hay otro pequeño componente que tiene un enorme impacto en tu concentración y memoria: el sistema límbico, localizado profundamente bajo tu cerebro, en tu encéfalo interno, y es una colección de estructuras cerebrales que principalmente son responsables del aprendizaje, las emociones y la memoria. Como los lóbulos del cerebro, estas estructuras se encuentran en pares simétricos, una en cada hemisferio. De estas estructuras, las más importantes son el hipotálamo, la amígdala y el hipocampo.

- El hipotálamo sirve como intermediario entre tu sistema nervioso y tu sistema endócrino. Produce hormonas que regulan muchas funciones vitales, incluyendo el hambre y la saciedad, el sueño y la consciencia, el impulso sexual, la temperatura corporal y el humor.
- La amígdala procesa las emociones, en particular el miedo, la ansiedad y el enojo; también desempeña un papel en la modulación (alteración) de los recuerdos a largo plazo que responden a estas emociones.
- Quizá lo que más nos interesa aquí es que el sistema límbico también aloja el hipocampo, el centro de la memoria de tu cerebro. El hipocampo es un pequeño tubo con forma de medialuna, responsable tanto de la formación de nuevos recuerdos como de la conversión de recuerdos de corto plazo (momentáneos) a recuerdos de largo plazo (duraderos). Es propenso a sufrir estragos; cuando se daña por el estrés o por el Alzheimer, las personas empiezan a perder su habilidad para crear o retener recuerdos. Por el papel central que el hipocampo desempeña en la memoria, los científicos tratan constantemente de precisar los mecanismos exactos que conducen sus acciones; un mejor entendimiento del hipocampo puede ser la clave para curar la pérdida de la memoria.

Ahora que tienes un mejor entendimiento de los componentes del cerebro y del papel que desempeñan en los recuerdos y la cognición, veamos a detalle los diferentes tipos de memoria.

TIPOS DE MEMORIA

Como probablemente sabes, hay diferentes tipos de memoria que te permiten recurrir a experiencias e información aprendida. La manera más amplia de catalogar los recuerdos es por su duración.

MEMORIA SENSORIAL

Los recuerdos sensoriales son los más breves de todos. Duran menos de un segundo; son percepciones instantáneas de cosas que estás viendo, oyendo, oliendo, probando o tocando en un instante. Se procesan automáticamente, de manera casi inconsciente, mientras realizas tu vida cotidiana. Los recuerdos sensoriales que tu cerebro evalúa como importantes o significativos pasan a tu memoria a corto plazo para mayor consideración.

MEMORIA A CORTO PLAZO Y MEMORIA DE TRABAJO

Tu memoria a corto plazo (MCP), relacionada principalmente con tus lóbulos frontales y parietales, contiene un pequeño número de recuerdos por un periodo ligeramente más largo, de unos segundos y hasta un minuto. Es una forma de la memoria de trabajo, llamada así porque almacena información a la que tienes acceso inmediato para operar con fluidez de un momento a otro.

La memoria de trabajo crea asociaciones entre eventos que ocurrieron en el pasado muy reciente, lo que te permite planear y ejecutar diversas tareas. Por ejemplo, posibilita que hables en oraciones completas: al recordar cómo iniciaste una oración ("Hoy vi a Mark") eres capaz de terminarla ("…y me dijo que ibas a venir a la reunión en la noche"). O te permite recordar una dirección que te acaban de dar ("Para llegar al museo, toma a la derecha en la siguiente cuadra, camina tres cuadras, después toma a la izquierda en la calle 53 y camina dos cuadras más").

Tu memoria de trabajo contiene recuerdos que son temporales y, sobre todo, de naturaleza funcional. La memoria a corto plazo tiene una capacidad bastante limitada; por lo general, puedes retener alrededor de siete piezas de información diferentes (por ejemplo, los dígitos de un número de teléfono) durante alrededor de diez o quince segundos. Si te los repites una y otra vez (un proceso que se llama ensayo), puedes aumentar el número de segundos que eres capaz de recordar un pedazo de información, que te daría sólo el tiempo suficiente para marcar el número en tu teléfono.

Comúnmente, en cuanto usas el recuerdo para llevar a cabo una tarea, éste se deteriora o se desvanece en tu mente, porque ya no lo necesitas (en términos neurológicos, la señal eléctrica deja de fluir entre las neuronas y el nuevo camino por el que viajó desparece gradualmente). Como resultado, se abre un espacio en tu memoria a corto plazo que permite que nueva información ocupe su lugar. Si todos los puestos de tu memoria a corto plazo están ocupados, estos diferentes recuerdos pueden competir por tu atención, dándote la impresión de que estás "haciendo malabares" con varios pensamientos al mismo tiempo y es un reto que te concentres en uno en específico. Cuando tu atención está dividida de esta manera, también tendrás más dificultad para codificar todos estos recuerdos en primer lugar, es decir, en asimilar la información y convertirla en recuerdos a corto o a largo plazo. Por eso es difícil recordar dónde acabas de dejar las llaves de tu carro si las sacaste de tu bolsa mientras simultáneamente escribías un mensaje para que un amigo se reuniera contigo en el cine y tratabas de recordar la dirección.

A veces, los recuerdos a corto plazo no desaparecen inmediatamente después de que los usas. Si uno de ellos se considera importante, puede estabilizarse y convertirse en un recuerdo a largo plazo.

MEMORIA A LARGO PLAZO

Tu memoria a largo plazo (MLP), capaz de acumular vastas cantidades de información durante periodos de tiempo ilimitados, es potencialmente el más poderoso de todos tus almacenes de recuerdos. Los científicos no conocen con seguridad los mecanismos por medio de los cuales los recuerdos se consolidan, o cómo se transfieren de la memoria a corto plazo a la memoria a largo plazo. Como discutimos anteriormente, muchos creen que el proceso requiere que se refuercen, fortifiquen o se desvíen caminos o redes neuronales que se establecieron durante la fase inicial de la construcción de la memoria a corto plazo. También es posible que la consolidación implique la creación de rutas completamente nuevas o la eliminación de otras viejas e ineficientes.

El hipocampo desempeña un papel esencial en la consolidación, pues actúa como una especie de editor que revisa la mayor parte de los recuerdos a corto plazo y decide qué información se almacenará y cuál se descartará.

Aunque muchos recuerdos a largo plazo parecieran estar fijados "permanentemente" en tu mente, investigaciones recientes indican que muchos de estos recuerdos pueden cambiar con el tiempo en respuesta a nueva información o reevaluación. A diferencia de la memoria a corto plazo, que implica principalmente los lóbulos frontal y parietal, la memoria a largo plazo potencialmente puede involucrar y conectar cualquier área del cerebro y, por consiguiente, también alterarse o adaptarse.

Hay diferentes tipos de memoria a largo plazo.

Recuerdos declarativos

Son los que concebimos cuando pensamos en recuerdos en general: son memorias que invocas consciente o explícitamente. Hay dos tipos principales de recuerdos declarativos y ambos involucran el hipocampo y partes del lóbulo temporal. Los recuerdos episódicos son registros de acontecimientos de tu vida: esa vez hace seis años que fuiste a Roma con tu esposo para tu aniversario o la conversación que tuviste con Peter Manning en el autolavado el domingo. Los recuerdos semánticos tienden a tratar con hechos y otras informaciones basadas en palabras: por ejemplo, que Kampala es la capital de Uganda o que el avestruz es una especie de ave que no vuela. Los recuerdos semánticos a menudo se refuerzan o se forman por los recuerdos episódicos: por ejemplo, al recordar en dónde exactamente estabas sentado en tu casa al leer este capítulo, puedes ser más capaz de recordar los tipos de memoria que se describen en él.

Recuerdos no declarativos

Son recuerdos que puedes invocar inconsciente o implícitamente. A veces se les llama recuerdos procedimentales porque se forman por la repetición de experiencias y permiten las acciones o comportamientos automáticos: manejar un coche o lanzar una pelota de futbol. Una vez que has aprendido a cambiar un foco, se convierte en un recuerdo no declarativo casi permanente; nunca tienes que considerar conscientemente cómo realizas el procedimiento. Los recuerdos no declarativos parecen rodear el hipocampo y los lóbulos temporales e involucran en cambio redes neuronales más locales en el cerebelo y los lóbulos frontales. Por eso las personas que tienen daños en el hipocampo (como muchos pacientes con Alzheimer) a menudo son perfectamente capaces de llevar a cabo ciertas tareas rutinarias que aprendieron a hacer previamente, como pelar una manzana o lavarse los dientes.

Ahora que conocemos tanto las estructuras del cerebro como los varios tipos de memoria, tenemos una buena base para comprender las diferentes formas de pérdida de la memoria.

TIPOS DE PÉRDIDA DE LA MEMORIA

Aunque la mayoría de nosotros pensamos en la demencia cuando nos piden que identifiquemos la pérdida de memoria típica, en realidad hay tres categorías o niveles principales de pérdida de la memoria, que difieren en intensidad y respuesta al tratamiento.

DETERIORO DE LA MEMORIA
ASOCIADO A LA EDAD (DMAE)

Describe la ligera falla de la memoria que ocurre como consecuencia natural del proceso de envejecimiento. Según algunos cálculos, la capacidad y agudeza de la memoria humana llega a su cumbre a la edad de 25 años; para cuando tienes 75, tu memoria se ha deteriorado un promedio total de 43%. Esto se debe a que conforme envejeces, en tu cerebro ocurren inevitablemente ciertos cambios físicos y químicos. Algunos estiman que tu cerebro puede encogerse hasta 15% como una parte normal del proceso de envejecimiento; sólo el hipocampo puede atrofiarse a un ritmo de 1 o 2% cada año en los adultos mayores. Adicionalmente, tus neuronas empezarán a encogerse y a perder funciones; las conexiones entre las neuronas se debilitan y la producción de neurotransmisores disminuye.

El DMAE es la causa más común de pérdida de la memoria, pues afecta a alrededor de 40% de las personas de 65 años y mayores, es decir, cerca de 16 millones de personas. Se considera una condición benigna, o sea, sus efectos son temporales y no afectan la habilidad general en la vida cotidiana. La memoria episódica es la que se ve más afectada por el envejecimiento normal, por eso, por ejemplo, a la gente mayor se le dificulta recordar qué cenó dos noches antes.

El DMAE también puede incluir fallas temporales en la memoria a corto plazo, resultando en lo que mucha gente llama "laguna mental" o "bloqueo": por un segundo, olvidas dónde dejaste tu bolsa o cuando aparece tu jefa no te acuerdas de qué querías decirle o de repente no puedes recordar el nombre de la persona de la que quieres hablar. Truenas los dedos, te "estrujas" el cerebro o dices "¡lo tengo en la punta de la lengua!". Por lo general, la información volverá a tu mente bastante rápido.

No todos los cambios mentales relacionados con la edad son malos. Estudios han mostrado que algunas áreas cognitivas de hecho mejoran con la edad, incluyendo la memoria semántica o la habilidad para recordar datos y conceptos generales. La mayor parte del tiempo, cualquier deterioro de la memoria que ocurra como resultado de la edad tiende a no ser grave; algunas personas nunca verán ninguna disminución en sus habilidades cerebrales, sus mentes seguirán siendo agudas.

Además, la deficiencia de la memoria relacionada con la edad es fácil de tratar, e incluso de revertir, debido a su naturaleza transitoria y relativamente insignificante. A menudo, puede reducirse eficazmente o incluso eliminarse simplemente atendiendo los factores que aumentan la velocidad a la que envejece tu cerebro, incluyendo estrés, insomnio, mala salud psicológica, falta de ejercicio físico, deterioro y desequilibrio hormonal, inflamación, exposición a toxinas y mala nutrición. Este libro busca mostrarte cómo identificar y controlar estos factores para que siempre puedas disfrutar de una buena concentración mental y de memoria.

DEFICIENCIA COGNITIVA LEVE (DCL)

Recientemente identificada por los investigadores, se considera un estado intermedio entre el deterioro normal relacionado con la edad y la demencia completamente desarrollada. Implica un desperfecto en la memoria y las funciones cognitivas que de alguna manera es más notorio que con el DMAE, aunque, como con el DMAE, esta avería nunca es tan severa como para perturbar la vida diaria. Los incidentes de olvido ocurren con mayor frecuencia y toma más tiempo recordar ciertas palabras, hechos o acontecimientos. Aunque a veces es difícil distinguir el DMAE de la DCL, pues los pacientes con DCL a menudo tienen problemas con el equilibrio y la coordinación que no suceden en los sujetos con una pérdida normal de memoria relacionada con la edad.

La DCL también se caracteriza por un mayor grado de daño cerebral y de las neuronas. Las autopsias a pacientes con DCL revelan una atrofia moderada o encogimiento del hipocampo y los lóbulos temporales, y placas de beta-amiloide y ovillos neurofibrilares más extendidos, dos tipos de crecimiento del cerebro que pueden obstruir o inhibir la actividad y están relacionados con el desarrollo del Alzheimer.

Como estos tipos de daños cerebrales son idénticos a los que caracterizan las varias formas de demencia (aunque menos extensos), la DCL menudo se considera una etapa temprana o transicional de la demencia misma. Según un estudio, del 10 % de la gente de 65 años o mayor que tienen DCL, casi el 15 % desarrolla Alzheimer. Por lo menos, la DCL constituye un factor de mayor riesgo de Alzheimer y otras formas de demencia; es decir, tener DCL aumenta significativamente el riesgo de desarrollar estas enfermedades más graves. Sin embargo, mucha gente con DCL nunca progresa hacia la demencia y algunos recuperan o incluso mejoran sus funciones cognitivas una vez diagnosticados y tratados adecuadamente.

Desafortunadamente, no hay herramientas que puedan predecir el resultado específico de esta enfermedad en un individuo. Tampoco hay criterios formales para diagnosticar DCL. Por lo general, tú o tu familia serán conscientes de una dificultad cada vez mayor para recordar, planear, hacer varias tareas a la vez, seguir instrucciones o tomar decisiones. Es posible que repitas con más frecuencia o que te pierdas aunque conozcas muy bien la zona. Si sospechas una DCL, tu médico puede valorar tu estado mental con una prueba de tu memoria y juicio. Tu doctor también puede realizar algunos exámenes neurológicos para determinar cómo están trabajando tu cerebro y sistema nervioso, evaluando tus procesos sensoriales, reflejos, equilibrio y coordinación.

Los factores de riesgo para DCL son casi idénticos a los de deterioro de la memoria asociado con la edad, pero también incluyen diabetes, tabaquismo y presión arterial alta. Los pacientes que tienen DCL también son más propensos a tener una variación genética llamada apolipoproteína E-e4 (APOE-e4), aunque tener esta variación no significa que necesariamente sufrirás DCL o Alzheimer, que también está relacionado.

Actualmente, no hay medicamentos para tratar la deficiencia cognitiva leve. La buena noticia es que, como con el deterioro de la memoria asociado a la edad, lidiando con los factores de riesgo que exacerban o contribuyen a la DCL, puedes minimizar o incluso revertir esta forma de pérdida de la memoria y deficiencia cognitiva. Este libro te enseñará cómo.

DEMENCIA

Es el término general para un deterioro cognitivo tan severo que interfiere con la vida cotidiana. Implica una pérdida amplia y a menudo progresiva de la función cerebral, ya que muchos de los cambios neurológicos que iniciaron con la deficiencia cognitiva leve se vuelven más pronunciados o extensos. Los síntomas pueden incluir una pérdida de memoria significativa, falta de concentración, juicio y razonamiento deficiente, dificultad para planear y organizar, cambios de humor, paranoia, desorientación, delirios, comportamiento indebido, cambios de personalidad e incapacidad para comunicarse o para comprender el lenguaje.

La demencia es común, en particular entre personas mayores de 65 años. Un estudio reciente estima que casi 6.8 millones de estadounidenses la padecen, entre los cuales 1.8 millones están severamente afectados. Aunque la edad en sí misma no causa demencia, es el único factor de mayor riesgo de la enfermedad. Es decir, mientras más viejo seas, más probable es que desarrolles alguna forma de demencia: los estudios muestran que casi la mitad de todos los estadounidenses de 85 años, o mayores, están afectados. Es importante que comprendas, sin embargo, que la demencia no es una parte natural del proceso de envejecimiento; mucha gente disfruta largas vidas sin desarrollar ningún problema cognitivo.

Hay muchas formas de demencia y cada una se caracteriza por un tipo particular de daño cerebral. Para más información sobre esas enfermedades, consulta los capítulos 2 y 7.

ALZHEIMER

La enfermedad de Alzheimer (EA) es el tipo de demencia más común, pues afecta por lo menos a 5.2 millones de estadounidenses y representa un estimado del 60 al 80% de los casos de demencia. Se caracteriza por una marcada deficiencia en la producción del neurotransmisor clave acetilcolina y por el crecimiento cerebral desenfrenado de dos tipos de depósitos de proteína: placas de beta-amiloide y ovillos neurofibrilares (TAU). Los científicos no saben con seguridad si estos factores causan el Alzheimer o si son resultado de un problema subyacente, pero su presencia se asocia con la muerte y la disfunción extendida de neuronas, que tiene como resultado que el cerebro se atrofie y encoja.

El Alzheimer es una enfermedad progresiva, lo cual significa que el daño al cerebro y al hipocampo empeora con el tiempo; los depósitos de proteína pueden crecer incluso hasta veinte años antes de que se note cualquier síntoma. La EA implica un deterioro severo de las habilidades del pensamiento y de la memoria. La episódica es la primera que se ve afectada, seguida por la memoria a corto plazo, la semántica y la procedimental. Conforme avanza la enfermedad, se ven afectadas casi todas las funciones cerebrales; finalmente, incluso procesos físicos como tragar o el control intestinal pueden deteriorarse. Aunque el Alzheimer es sujeto de una intensa investigación, actualmente no hay una cura.

Demencia vascular (DV)

Es conocida también como demencia multiinfarto. Es el segundo tipo más común de demencia en Estados Unidos, pues representa del 20 al 30% de los casos. Se define como un deterioro en las habilidades del pensamiento y en la memoria causado por la interrupción del flujo sanguíneo al cerebro, a menudo como resultado de un infarto o de una serie de infartos. Como sus síntomas frecuentemente aparecen progresivamente y pueden imitar o incluso coexistir con los del Alzheimer, la demencia vascular a veces no se diagnostica o se diagnostica erróneamente. Los síntomas de la demencia vascular varían de acuerdo con el área del cerebro afectada por la pérdida del flujo sanguíneo, pero tiende a manifestarse inicialmente en forma de confusión y discapacidad del juicio; la pérdida de la memoria es común, pero no siempre presente. La demencia vascular difiere de las otras formas importantes en las que es parcialmente prevenible controlando los factores de riesgo que contribuyen a la cardiopatía, con lo que puedes reducir significativamente la posibilidad de sufrir esta enfermedad.

Demencia de cuerpos de Lewy (DCLewy)

Es el tercer tipo más común de demencia, pues representa del 10 al 25 % de los casos. Se caracteriza por la presencia cerebral de cuerpos de Lewy, aglomeraciones de cierta proteína que se encuentran en otras enfermedades neurodegenerativas, más notoriamente en la enfermedad de Parkinson y, en un menor grado, en el Alzheimer. Por este factor común, la DCLewy presenta algún parecido con ambas enfermedades: conlleva el deterioro cognitivo del Alzheimer, pero también los problemas motrices del Parkinson como la rigidez muscular y los temblores corporales. La demencia de cuerpos de Lewy también puede distinguirse de otras formas de demencia en que sus síntomas más prominentes como alucinaciones, fluctuaciones en el estado de alerta y la concentración, y desórdenes de sueño; la pérdida de la memoria puede ocurrir o no. Actualmente no hay cura para la DCLewy.

Demencia frontotemporal (DFT)

Describe un grupo relativamente raro de enfermedades que afectan principalmente a los lóbulos frontales y temporales. Aunque representa entre el 10 y el 15 % de todos los casos de demencia, es desproporcionadamente común entre los pacientes más jóvenes, pues representa del 20 al 50 % de todos los casos de demencia en personas de menos de 65 años. Su temprano inicio (los pacientes se diagnostican alrededor de los 57 años, 13 antes que el paciente promedio de Alzheimer) es por lo general la mejor pista para identificar esta enfermedad. La DFT incluye más frecuentemente cambios en el comportamiento y el lenguaje en comparación con el Alzheimer, con pérdida de la memoria menos común en el inicio. Se cree que la demencia frontotemporal se origina principalmente por mutaciones genéticas heredadas de estructuras proteínicas microscópicas llamadas cuerpos de Pick. Actualmente, no hay cura.

Demencia mixta

Es un estado médico en el que diferentes formas de demencia ocurren al mismo tiempo. Con más frecuencia se refiere a la coexistencia de Alzheimer y demencia vascular, pero también puede describir casos en los que la demencia de cuerpos de Lewy coexiste con Alzheimer. La demencia mixta también se debe al hecho de que algunas formas se caracterizan por las mismas anormalidades cerebrales (y podrían originarse por ellas); por ejemplo, los cuerpos de Lewy pueden encontrarse tanto en pacientes de Alzheimer como de DCLewy. La demencia mixta es una enfermedad recientemente diagnosticada y en raras ocasiones se diagnostica durante la vida de un paciente: sólo una autopsia puede confirmar la presencia simultánea de las anormalidades cerebrales que caracterizan los diferentes tipos de demencia.

Otros tipos de demencia

Además de los principales tipos, la demencia también puede ocasionarse por otras enfermedades o condiciones, incluyendo el mal de Parkinson, la enfermedad de Huntington, la enfermedad de Creutzfeldt-Jakob, el VIH/SIDA, el síndrome de Wernicke-Korsakoff, el abuso del alcohol y el daño cerebral traumático. En estos casos, la demencia esencialmente es un síntoma de un problema mayor; por consiguiente, el tratamiento para estas formas por lo general depende de la condición subyacente.

Debido a que la demencia es un fenómeno complejo cuyas causas y factores de riesgo aún no están bien comprendidos, las opciones de tratamiento son limitadas. Lo que hace que sea tan insidiosa es el hecho de que casi siempre sea inevitable e irreversible: puede controlarse e incluso alentarse con medicamentos, pero no curarse. Hay algunas excepciones a esta regla, como cuando está ocasionada por factores externos y removibles, como infecciones, deficiencias alimenticias, deshidratación, disfunción metabólica y endócrina, enfermedades inmunes, reacciones a medicamentos, exposición a ciertos metales pesados, privación de oxígeno, padecimientos de tiroides o tumores cerebrales.

Sin embargo, conforme se desarrollan nuevas teorías y tratamientos, puedes hacer muchas cosas para compensar o reducir los factores de riesgo controlables relacionados con el inicio o la progresión de la demencia. Este libro se enfoca en muchos de estos factores, mostrándote cómo mejorar tu dieta, sueño, niveles de estrés y actividad mental y física para ayudar a protegerte de la pérdida de memoria severa. Para un vistazo específico en la demencia y qué puedes hacer al respecto, consulta el capítulo 7.

CONCLUSIÓN

La pérdida de la memoria es un prospecto abrumador para mucha gente, pero no tiene que serlo. El conocimiento es poder. Con haber leído este capítulo has dado un primer paso importante hacia el mejoramiento de tu agudeza y concentración mental. Ahora que comprendes cómo funciona el cerebro y cuáles son los diferentes tipos de memoria y pérdida de ésta, estarás mejor equipado para identificar (y tratar) cualquier deterioro cognitivo que tú o tu ser querido pudieran experimentar. Además, esta base de conocimiento te será útil conforme continúes leyendo con detenimiento el resto del libro, en particular cuando se presenten las causas específicas de pérdida de la memoria.

PRIMERA PARTE

LOS PROBLEMAS

¿Tu pérdida de la memoria es causada por una enfermedad cardiovascular?

Esta prueba está diseñada para ayudarte a determinar si una enfermedad cardiovascular pudiera estar afectando tu memoria y cognición. Lee cada pregunta con atención y marca la casilla que mejor represente tu respuesta.

	SÍ	NO	NO SÉ
¿Consumes alimentos altos en sodio (sal)?			
¿Consumes alimentos altos en grasas saturadas?			
¿Tienes un sobrepeso de más de 9 kilos?			
¿Llevas una vida sedentaria?			
¿Fumas?			
¿Bebes más de una copa de alcohol al día?			
¿Tienes dolores regulares en el pecho?			
¿Sufres de falta de aliento crónica?			

	SÍ	NO	NO SÉ
¿Tus brazos, manos o piernas se sienten entumidos, débiles o fríos a menudo?			
¿Te sientes mareado o tienes desvanecimientos con frecuencia?			

Si respondiste "sí" a la mayoría de estas preguntas, ¡puedes estar en riesgo de cardiopatía! y la mala circulación puede ser causa de pérdida de memoria.

2

Enfermedad
cardiovascular

POCAS PERSONAS SABEN QUE LA PÉRDIDA DE LA MEMO-
ria y la cardiopatía están relacionadas, pero puede ser así.
La demencia, e incluso la falta de memoria, pueden causarse
directamente por enfermedad cardiovascular. ¿Por qué? La
conexión es bastante simple. Ciertas condiciones cardiacas
reducen el flujo normal de la sangre al cerebro. En la arterosclerosis, tus vasos sanguíneos pueden obstruirse debido
a la acumulación de placa. La presión alta puede dañar o
causar filtraciones en tus vasos sanguíneos y la baja senci-
llamente puede evitar que llegue suficiente sangre a tu cerebro. Cuando el suministro de sangre al cerebro se corta o
se limita, tu cerebro ya no obtiene el oxígeno ni los nutrientes que necesita para llevar a cabo todos los procesos cognitivos esenciales.

Con el tiempo, esta deficiencia puede ocasionar olvidos y
confusión leve. Si tus células cerebrales se quedan sin oxígeno
del todo por más de unos segundos (por un ataque cardiaco
o un infarto) pueden morir, causando daño permanente en
tu corteza cerebral. Uno de los resultados de este deterioro es
una discapacidad progresiva o pérdida de funciones cerebrales, una condición llamada demencia vascular.

Espero que nunca sufras de demencia vascular, ¡o del ataque al corazón o el infarto que la preceden! Pero al comprender que la pérdida de la memoria puede ser un síntoma de una condición cardiovascular subyacente, puedes ser capaz de remediar el problema antes de que progrese. El cuestionario anterior está diseñado para ayudarte a determinar si una cardiopatía puede ser la causa de tu pérdida de la memoria o de la de un ser querido. Si respondiste "sí" a varias preguntas, puedes estar en riesgo de una enfermedad cardiovascular. Sigue leyendo para aprender cómo reconocer una cardiopatía, reconocer sus factores de riesgo y causas, y tomar medidas para tratarla y corregirla. Al mejorar tu circulación sanguínea, puedes ser muy capaz de reducir o prevenir la pérdida de la memoria y el deterioro cognitivo.

Así que para que puedas reconocer cualquier problema cardiaco antes de que empeore, veamos primero los síntomas comúnmente relacionados con una mala circulación y una enfermedad cardiovascular.

SÍNTOMAS DE ENFERMEDAD CARDIOVASCULAR

Hay muchos tipos de enfermedades cardiovasculares y todas pueden afectar el flujo de sangre al cerebro. Aunque los síntomas para las enfermedades cardiacas específicas pueden variar, hay tres indicadores de que la circulación de tu sangre no es tan fuerte como debería:

· Dolor de pecho (angina)
· Falta de aire

· Manos y pies adoloridos o fríos, entumidos o débiles

También es posible que experimentes cualquiera de los siguientes síntomas:

· Mareo
· Desvanecimientos
· Fatiga
· Náusea
· Indigestión
· Dolor o incomodidad en el abdomen superior
· Dolor o incomodidad en los hombros o espalda
· Dolor o incomodidad en la quijada o el cuello

Si has sufrido cualquiera de estos síntomas, puedes estar en riesgo de enfermedad cardiovascular y debes consultar a tu médico. Pero sé prevenido, muchas personas que tienen estos padecimientos no experimentan síntomas obvios, especialmente las mujeres no experimentan dolor en el pecho; en cambio, pueden sufrir más síntomas no específicos, como fatiga o náusea, dificultando los diagnósticos tempranos.

CAUSAS DE LA ENFERMEDAD CARDIOVASCULAR

¿Por qué algunas personas desarrollan una mala circulación sanguínea? Aunque hay muchos padecimientos cardiacos, hay tres principales que ocasionan que el flujo de tu sangre se reduzca o sea limitado. La primera es la arterosclerosis, una enfermedad en la que tus arterias se estrechan o se obstruyen por una placa, lo que reduce la cantidad de sangre que puede viajar a través de tu sistema. La segunda es la presión alta (hipertensión), en la que tu corazón impulsa la sangre con tanta fuerza que tus arterias y venas se pueden desgarrar, creando agujeros en tus vasos sanguíneos por medio de los cuales se filtra la sangre en lugar de seguir hasta tu cerebro. Y finalmente, la circulación puede reducirse por la presión baja (hipotensión), una condición en la que tu corazón no bombea la sangre por tu sistema con la suficiente fuerza, lo que produce goteo y flujo inadecuado de la sangre a tu cerebro y otros órganos.

¿Qué ocasiona estas tres importantes condiciones cardiovasculares?

CAUSAS DE LA ARTEROSCLEROSIS

· Diabetes
· Colesterol alto
· Presión alta (hipertensión)
· Tabaquismo

CAUSAS DE LA PRESIÓN ALTA (HIPERTENSIÓN)

· Defectos congénitos (de nacimiento) en los vasos sanguíneos
· Medicamentos (incluyendo alcohol, píldoras anticonceptivas, ciertos medicamentos fríos, descongestionantes,

diuréticos, ciertos medicamentos para la migraña y anal-
gésicos)
- Enfermedades endócrinas (acromegalia, síndrome de
Cushing, tiroides hiperactiva o hipotiroidismo)
- Herencia
- Drogas (cocaína, anfetaminas)
- Enfermedad del riñón
- Obesidad
- Embarazo

CAUSAS DE LA PRESIÓN BAJA
(HIPOTENSIÓN)

- Anafilaxis (reacción alérgica severa)
- Anemia
- Medicamentos (incluyendo alcohol, alfa y beta bloquea-
dores, diuréticos, algunos medicamentos ansiolíticos y
antidepresivos, medicamentos para el corazón y analgé-
sicos)
- Deshidratación
- Diabetes
- Enfermedades endócrinas (hipertiroidismo e hipotiroi-
dismo)
- Embarazo
- Condiciones cardiacas preexistentes (ataque cardiaco, fa-
lla cardiaca, problemas de las válvulas del corazón, baja
frecuencia cardiaca)
- Volumen sanguíneo reducido (como resultado de deshi-
dratación, hambre o hemorragia)

Aunque no siempre es posible señalar la causa específica

de cada caso de arterosclerosis o presión sanguínea anormal, las condiciones y medicamentos enlistados anteriormente representan algunas de las causas más comunes de estos males cardiacos. A continuación, exploraremos los factores que te pondrían en un mayor riesgo de desarrollar afectaciones cardiacas.

FACTORES DE RIESGO PARA ENFERMEDADES CARDIOVASCULARES

Muchos factores diferentes contribuyen al riesgo de enfermedad cardiovascular. Algunos, como tus antecedentes familiares, están más allá de tu control. Otros, como la dieta, son el resultado de elecciones de vida deficientes o poco saludables. Abajo hay una lista de factores de riesgo que pueden elevar la posibilidad de que desarrolles alguna cardiopatía.

FACTORES INCONTROLABLES

- **Edad:** los riesgos aumentan conforme envejeces.
- **Sexo:** los hombres generalmente están en mayor riesgo de cardiopatía. El peligro en mujeres aumenta después de la menopausia y se iguala o sobrepasa al de los hombres de edad similar.
- **Herencia:** la raza y los antecedentes familiares de cardiopatía pueden afectar el riesgo. Los afroamericanos, mexicanoamericanos, indoamericanos, hawaianos nativos y

algunos asiáticomericanos tienen mayor riesgo de cardiopatía que los caucásicos.

FACTORES CONTROLABLES

· Presión sanguínea alta
· Colesterol alto en la sangre (en especial el colesterol LDL)
· Obesidad
· Inactividad física
· Mala dieta (alto consumo de sodio)
· Altos niveles de homocisteína
· Enfermedad de las encías
· Diabetes
· Tabaquismo
· Estrés

Si sufres de alguno de los factores de riesgo enlistados anteriormente, puedes tener un riesgo más alto de cardiopatía o mala circulación, y debes consultar a tu proveedor de salud para que te aconseje y te dé opciones de tratamiento. La siguiente sección te mostrará los métodos mediante los cuales los doctores diagnostican una cardiopatía.

PRUEBAS PARA DIAGNOSTICAR UNA ENFERMEDAD CARDIOVASCULAR

Los médicos utilizan muchas pruebas para determinar si tienes una enfermedad cardiovascular (o si estás en riesgo de contraerla). Aunque el tipo de examen específico dependerá de la condición que sospeche que tienes, a continuación hay una lista general de las herramientas de diagnóstico que se usan con mayor frecuencia para determinar las condiciones cardiacas más comunes relacionadas con una mala circulación.

EXAMEN QUE SE UTILIZA PARA DIAGNOSTICAR ARTEROSCLEROSIS

· **Exámenes de imagen arterial**: varias herramientas de imagenología se pueden utilizar con o sin la ayuda de inyección de medio de contraste para proporcionar una vista más detallada de tus arterias y así revelar aneurismas, depósitos de calcio y cualquier zona endurecida o estrecha. Las herramientas incluyen la cateterización y el angiograma, la tomografía computarizada (TC) y la angiografía por resonancia magnética.

· **Examen de sangre**: mide los niveles de colesterol y azúcar en la sangre.

· **Electrocardiograma** (ECG): mide la actividad eléctrica de tu corazón. Puede usarse con una prueba de estrés.

· **Examen físico**: puede presentar pruebas de arterias endurecidas o estrechas, incluyendo pulso débil, disminución de la presión sanguínea, flujo sanguíneo anormal o aneurisma.

· **Prueba de estrés (ejercicio)**: mide el desempeño de tu corazón bajo coerción física (trotar o andar en bicicleta).

PRUEBAS PARA DIAGNOSTICAR HIPERTENSIÓN O HIPOTENSIÓN

· **Prueba de presión sanguínea**: con un estetoscopio y una manga de goma inflable, se toman lecturas tanto de la presión sanguínea sistólica (en las paredes de las arterias cuando se contrae el corazón) como de la presión sanguínea diastólica (en las paredes de las arterias cuando el corazón se relaja).
· **Examen de sangre**: mide los niveles de colesterol.
· **Electrocardiograma (ECG)**: mide la actividad eléctrica de tu corazón.

CAMBIOS EN TU ESTILO DE VIDA

Aunque hay muchos factores de riesgo más allá de tu control para una enfermedad cardiovascular, existen muchos otros que pueden controlarse al tomar buenas decisiones para tu salud general. Por eso, toda iniciativa para mejorar o prevenir una cardiopatía debe comenzar con una evaluación de tu estilo de vida, como se presenta en el cuestionario al inicio de este capítulo. ¿Consumes alimentos con alto contenido de grasas o sales? ¿Tienes sobrepeso u obesidad? ¿Llevas una vida sedentaria? ¿Fumas? ¿Bebes en exceso? Si respondiste "sí" a alguna de estas preguntas, tu estilo de vida te pone en riesgo de contraer una cardiopatía.

Por fortuna, es relativamente simple que hagas cambios en tus hábitos para reducir el riesgo cardiovascular. Esta sección subraya las formas más importantes en que puedes reducir la posibilidad de desarrollar una enfermedad cardiovascular sin (o además de) medicamentos o intervención quirúrgica: adoptar una dieta balanceada, mantener un peso saludable, hacer ejercicio, controlar los niveles de estrés, dejar de fumar y evitar o limitar tu consumo de alcohol. Siguiendo estas simples recomendaciones, puedes mejorar tu circulación sanguínea y ayudar a mitigar o incluso a prevenir la pérdida de la memoria:

· **Evitar o limitar el consumo de alcohol:** Las investigaciones indican que la ingesta moderada (una cerveza, 100 ml de vino o 40 ml de destilados de 80-100 grados diarios en mujeres o el doble de estos volúmenes en hombres) puede reducir el riesgo de desarrollar una cardiopatía. Pero el alcohol en exceso puede elevar significativamente el riesgo, al aumentar tus niveles de triglicéridos y contribuir a elevar tu presión sanguínea, las arritmias y el paro cardiaco. ¡Así que ten cuidado de no excederte!
· **Ejercicio:** Hacerlo de manera regular es una de las mejores formas de reducir el riesgo de cardiopatía. Puede ayudar a reducir tu colesterol y presión sanguínea y es un componente vital en un plan para perder peso. Además, la actividad física mejora la habilidad de tu cuerpo para asimilar y usar el oxígeno y puede fortalecer y dilatar tus vasos sanguíneos: dos beneficios que tienen consecuencias directas en la prevención de la demencia vascular. Para más información, consulta el capítulo 8.
· **Mantener un peso saludable:** La gente con sobrepeso (que tiene un índice de masa corporal o IMC de 25.0 a 29.9) u obesidad (que tiene un IMC de más de 30.0) están

en mayor riesgo de desarrollar una cardiopatía. De manera que siempre debes mantener un peso saludable por medio del ejercicio, una dieta adecuada y otras medidas. Si ya cambiaste tu estilo de vida y de todas maneras tienes dificultad para mantener tu peso, consulta a un especialista en medicina metabólica para que determine la causa de esto. Es posible que tus hormonas estén desequilibradas, que tengas alergias o puedes sufrir de la disfunción de un neurotransmisor que evite que pierdas peso y lo mantenga elevado. Si ya tienes sobrepeso u obesidad, trata de regresar a un rango normal. Como reporta el Centro de Control y Prevención de Enfermedades, una pérdida de sólo el 5 o el 10% de tu peso corporal puede reducir significativamente las posibilidades de que desarrolles una cardiopatía.

· **Control de los niveles de estrés:** Los niveles prolongados o altos de estrés pueden contribuir al riesgo de una enfermedad cardiovascular al elevar tu presión sanguínea y tu frecuencia cardiaca, ocasionando ritmos cardiacos irregulares, daño en las arterias y debilitamiento de tu sistema inmune. De manera que debes minimizar el número y la fuerza de los factores estresantes de tu vida. Para más información sobre cómo controlar el estrés, consulta el capítulo 2.

· **Dejar de fumar:** Según la American Heart Association, fumar es la causa más prevenible de muerte prematura en Estados Unidos, ya que se asocia con un mayor riesgo de muchas enfermedades cardiovasculares, incluyendo la arterosclerosis, el ataque cardiaco y el infarto. Fumar (o incluso respirar el humo de segunda mano) agota el almacenamiento de tu cuerpo del colesterol bueno (HDL), eleva temporalmente tu presión sanguínea, daña el recubrimiento de tus vasos sanguíneos, disminuye tu circulación y estimula la formación de coágulos peligrosos en la sangre. También inhibe tu habilidad para ejercitarte, ya que el daño que hace en tus pulmones dificulta que respires correctamente. Como declaró la Cleveland Clinic, no se puede fumar en un nivel saludable; el riesgo de cardiopatía aumenta mientras más fumas y mientras más cigarros consumes cada día. Si fumas, déjalo; si no fumas, limita tu exposición a la gente que sí lo hace.

ADOPTA UNA DIETA BALANCEADA

Una dieta integral bien balanceada es una de las piedras angulares de una buena salud cardiovascular. Un buen régimen no sólo reducirá el riesgo de cardiopatía en general, también puede ayudarte a controlar otros factores que contribuyen a su desarrollo, reduciendo los niveles de colesterol y disminuyendo el riesgo de obesidad, presión sanguínea alta y diabetes.

Aunque hay muchas dietas específicas que pueden mejorar tu salud cardiaca, muchos médicos y científicos actualmente recomiendan la dieta mediterránea. Un estudio de 2013 llevado a cabo por la Escuela de Salud Pública de Harvard mostró que esta dieta reduce el riesgo de ataque cardiaco, infarto y muerte por cardiopatía en un 30%, una cifra que apenas es equivalente al uso de una sola estatina. Encontrarás una revisión completa de la dieta mediterránea en el capítulo 12.

Al seguir las recomendaciones que te doy, podrías reducir la posibilidad de desarrollar una cardiopatía. Si ya tienes, una dieta balanceada como la que se describe en el capítulo

12 puede evitar la recurrencia de un ataque cardiaco o infarto. Además debes evitar consumir alimentos a los que seas alérgico o a los que tengas sensibilidad o intolerancia; hay estudios que muestran que la respuesta alérgica puede elevar la presión sanguínea. Consumir una dieta integral y balanceada te permitirá mejorar la circulación de tu sangre y ésa es una buena noticia para tu memoria.

SUPLEMENTOS

Para una mejor salud cardiovascular, también puedes incorporar a tu dieta uno o más de los siguientes suplementos:

SUPLEMENTO	DOSIS	CONSIDERACIONES
Arginina	3 000 a 9 000 mg una vez al día	Consúltalo con tu médico si tienes una enfermedad de riñón, hígado o herpes
Berberina	300 a 500 mg tres veces al día	
Carnitina	1000 a 2 000 mg una vez al día	Consúltalo con tu médico si tienes una enfermedad de riñón, hígado o herpes
Coenzima Q10	120 a 400 mg una vez al día	Puede reducir los efectos de los adelgazantes de la sangre. Puede provocar diarrea en dosis mayores a 100 mg al día

SUPLEMENTO	DOSIS	CONSIDERACIONES
D-ribosa	5 a 30 mg una vez al día	Puede interferir con insulina medicamentos de diabetes
Majuela	160 a 900 mg una vez al día	Puede interferir con la absorción de algunos medicamentos para la presión sanguínea. Consulta a tu médico
Magnesio	600 a 800 mg una vez al día	No se recomienda en personas con enfermedades de riñón. Reduce la dosis si presentas diarrea. Suspende y consulta a tu médico si presentas dolor abdominal
Ácidos grasos omega-3 (EPA y DHA)	2 000 a 3 000 mg una vez al día	Elige una fuente que contenga vitamina E para prevenir la oxidación
Potasio	Consulta a tu médico para obtener instrucciones de dosis	
Selenio	100 a 200 mcg una vez al día	
Taurina	1.5 a 3 g una vez al día	Consúltalo con tu médico si tienes una enfermedad de riñón e hígado
Complejo de vitamina B	Toma como se indique	
Vitamina C	500 mg dos veces al día	Consulta a tu médico si eres propenso a las piedras en el riñón o a gota

SUPLEMENTO	DOSIS	CONSIDERACIONES
Vitamina D	Toma como se indique	Puede reducir el apetito, provocar náusea y vómito
Vitamina E	200 a 400 UI una vez al día	Consume tocoferoles mixtos, la forma más activa de la vitamina E. Consulta a tu médico si estás usando un adelgazante de la sangre

TERAPIA HORMONAL

Como verás en el capítulo 4, el equilibrio hormonal es esencial para ayudarte a mantener la memoria y la concentración a lo largo de tu vida. Las hormonas también desempeñan un papel importante en la regulación del sistema cardiovascular.

Por lo tanto, como tus niveles hormonales se deterioran conforme envejeces, es probable que quieras considerar una terapia de reemplazo para proteger tanto tu sistema cardiovascular como tu mente. Cuando se realiza bajo supervisión médica, la terapia de reemplazo hormonal puede mejorar mucho tu circulación y por consiguiente, limitar o prevenir la pérdida de la memoria y el deterioro cognitivo. A continuación, encontrarás una discusión sobre varias hormonas que, cuando se usan adecuadamente, pueden aportar muchos beneficios para prevenir y tratar enfermedades cardiacas.

ESTRÓGENO

Iniciar una terapia de estrógeno antes de la menopausia puede traer beneficios significativos en la protección contra la arterosclerosis en mujeres. El estrógeno tiene varias funciones generales en la salud cardiaca, algunas de las cuales se enlistan a continuación:

- Ayuda a preservar la habilidad de tu corazón para contraerse
- Previene o limita la formación de placa o depósitos de calcio, que pueden contribuir al estrechamiento de las arterias
- Es auxiliar en la reparación de heridas en los vasos sanguíneos
- Mejora el funcionamiento de las arterias
- Eficienta la respuesta a la insulina
- Aumenta el volumen de sangre que bombea tu corazón
- Limita el desarrollo de la placa arteriosclerótica y la calcificación arterial
- Reduce los niveles de fibrinógeno, una sustancia que aumenta la producción de coágulos
- Suprime las respuestas al estrés que pueden llevar a elevar el colesterol, el azúcar en la sangre, la presión sanguínea, a la cardiopatía y al aumento de peso

Hay estudios que indican que para las mujeres posmenopáusicas, la terapia de reemplazo de estrógeno puede reducir el riesgo de cardiopatía y muerte hasta un 50%. Cuando estas personas lo usan correctamente, el estrógeno puede:

- Reducir el colesterol total
- Disminuir el colesterol LDL (malo)
- Aumentar el colesterol HDL (bueno)
- Mejorar la presión sanguínea al actuar como bloqueo del canal de calcio y ayudar a mantener dilatados (amplios) los vasos sanguíneos, permitiendo un mejor flujo de la sangre

En los hombres, los niveles de estrógeno elevados se relacionan con el riesgo de cardiopatía y cáncer de próstata. Además, los niveles altos de un tipo específico de estrógeno, el estradiol, está relacionado con un aumento de incidencia de infartos, enfermedad vascular periférica y estenosis de la arteria carótida en hombres. Por lo tanto, es muy importante que los hombres revisen sus niveles de estrógeno para detectar cualquier anormalidad.

PROGESTERONA

En mujeres, algunas pruebas demuestran que la progesterona, aunque no su equivalente sintético, la progestina, fortalece los beneficios que ejerce el estrógeno en la prevención del daño cardiaco inducido por el ejercicio. La progesterona relaja las arterias coronarias y ayuda a prevenir las palpitaciones (la sensación de que el corazón se acelera o late más fuerte). También se ha demostrado que la progesterona en mujeres disminuye la presión sanguínea.

En hombres, el reemplazo de progesterona es una opción de tratamiento relativamente reciente. Hay estudios que muestran que puede disminuir los triglicéridos, el colesterol total, el colesterol DLD (malo), la apoliproteína B y

A-1, todos marcadores que indican un mayor riesgo de cardiopatía en un examen de sangre.

TESTOSTERONA

Los niveles de testosterona bajos se relacionan con enfermedades cardiovasculares que aumentan el riesgo de deficiencia en la memoria, incluyendo diabetes, hipertensión e insuficiencia cardiaca congestiva. En mujeres que tienen deficiencia de testosterona, el reemplazo hormonal puede tener los siguientes beneficios:

· Disminuye síntomas de angina (dolor en el pecho)
· Reduce los niveles de lipoproteína hasta un 65%
· Relaja las arterias coronarias, permitiendo que más sangre fluya hacia el corazón

Las mujeres con niveles de estrógeno bajos no deberían someterse a un reemplazo de testosterona, ya que este desequilibrio puede aumentar el riesgo de cardiopatía. Por lo tanto, si estás considerando el reemplazo de testosterona, también necesitas considerar suplementar tus niveles de estrógeno y progesterona.

Los niveles de testosterona altos en mujeres a menudo son síntoma de síndrome de ovario poliquístico (SOP), una condición que regularmente se relaciona con lípidos anormales y aumento de cardiopatía, en particular hipertensión. De manera que las mujeres con esta enfermedad deben consultar a un especialista en metabolismo o envejecimiento que pueda ayudar a reducir la concentración de testosterona a un nivel normal.

En hombres, los niveles de testosterona bajos se relacionan con enfermedades cardiovasculares que aumentan el riesgo de deterioro de la memoria, incluyendo diabetes, hipertensión e insuficiencia cardiaca congestiva. Cuando los hombres llegan a la andropausia, sus niveles de testosterona empiezan a bajar a una velocidad de 1 % cada año. Esta disminución de la testosterona contribuye a la elevación de los niveles de colesterol relacionados a menudo con el proceso de envejecimiento. Por lo tanto, para ayudar a prevenir la cardiopatía y mantener la memoria, los hombres deberían considerar la terapia de reemplazo de testosterona si sus niveles son bajos.

DEHIDROEPIANDROSTERONA (DHEA)

Los bajos niveles de dehidroepiandrosterona (DHEA) en los hombres se relacionan con el aumento de riesgo de desarrollar una cardiopatía. De igual modo, la baja concentración de DHEA también ha demostrado tener relación con un aumento en el riesgo de muerte por cardiopatía en hombres mayores de 50. En mujeres, los niveles bajos de DHEA se han relacionado con una tasa más alta de mortandad por cardiopatía y también con una tasa más alta de muerte por otras causas.

MELATONINA

Los pacientes con cardiopatía coronaria tienden a tener niveles bajos de melatonina en el sueño nocturno. La melatonina ha demostrado prevenir daños en pacientes con privación crónica de oxígeno debido a la limitación del flujo sanguíneo al corazón. La melatonina ayuda a proteger el corazón al ampliar los vasos sanguíneos y atacar los radicales libres que dañan tus arterias; también se sabe que inhiben la oxidación del colesterol LDL ("malo").

HORMONAS DE LA TIROIDES

La relación entre disfunción de la tiroides y la enfermedad cardiovascular se ha conocido durante más de cien años. Algunos estudios han demostrado que el funcionamiento bajo de la tiroides (hipotiroidismo) está relacionado con un aumento del riesgo de cardiopatía. Al mejorar los niveles de tus hormonas de la tiroides, puedes ayudar a mantener tus vasos sanguíneos flexibles y dilatados (amplios), a mejorar tu perfil de lípidos y respuesta a la insulina, a reducir el riesgo de insuficiencia cardiaca congestiva y disminuir tus niveles de proteína C reactiva y homocisteína, ambas sustancias relacionadas con el aumento en las tasas de cardiopatía. Si tienes preguntas sobre el funcionamiento de tu tiroides, consulta con un especialista en metabolismo o envejecimiento que pueda ayudarte a medir tus niveles de hormonas de la tiroides.

CORTISOL

La hormona del estrés, el cortisol, desempeña un papel importante en la salud del corazón. En el estudio Interheart, una revisión internacional muy importante de los factores de riesgo que contribuyen al ataque cardiaco, los factores psicosociales como el estrés mostraron ser predictores más potentes de la incidencia de ataques al corazón que la diabetes, el tabaquismo, la hipertensión y la obesidad. Los niveles de cortisol altos relacionados con un estado elevado de estrés, aumentan el riesgo de cardiopatía al elevar los niveles de colesterol y azúcar en la sangre. Además, los niveles altos de cortisol pueden contribuir al desarrollo de presión sanguínea alta, aumento de peso y disfunción de la tiroides. Para disminuir tus niveles de cortisol, toma las medidas necesarias para reducir la cantidad de estrés en tu vida; en la segunda parte del libro se incluye una guía para el control del estrés.

CONCLUSIÓN

Al haber leído este capítulo, sabes que la pérdida de la memoria puede ocasionarse por la mala circulación de la sangre relacionada con la cardiopatía. De hecho, la pérdida de la memoria puede considerarse un síntoma de una afección cardiaca. Aunque no siempre puedes prevenir una cardiopatía, sí mitigar sus efectos o incluso reducir el riesgo de desarrollar una por medio de cambios en tu estilo de vida, dieta, suplementos y reemplazo de hormonas. Si no se trata, la mala circulación puede llevar al paro cardiaco y al infarto, y por lo tanto a la demencia vascular. Al mejorar la circulación de tu sangre, mandas una ayuda vital no sólo a tu corazón, sino también a tu mente, reduciendo radicalmente el riesgo de perder la memoria.

¿Tu pérdida de la memoria es causada por envenenamiento con metales pesados?

Esta prueba está diseñada para ayudarte a determinar si el envenenamiento con metales pesados pudiera estar afectando tu memoria y cognición. Lee cada pregunta con atención y marca la casilla que mejor represente tu respuesta.

	SÍ	NO	NO SÉ
¿Comes pescado o mariscos más de dos veces a la semana?			
¿Tú o tus hijos manejan juguetes o muebles antiguos pintados antes de 1976?			
¿Trabajas en una profesión que te ponga en contacto frecuente con tubería u otros instrumentos de metal?			
¿Estás en contacto frecuente con procesos de soldadura o fundición?			
¿Trabajas en minería o en la industria de procesamiento de metales?			
¿Utilizas pesticidas, fertilizantes o comida de ganado que contenga metales pesados?			
¿Vives en un edificio construido antes de 1978?			
¿Trabajas en una tienda de automóviles?			

	SÍ	NO	NO SÉ
¿Utilizas utensilios de cocina de aluminio o papel aluminio?			
¿Tus pasatiempos tienen que ver con la soldadura, la joyería o el esmaltado de cerámica?			

Si respondiste "sí" a alguna de estas preguntas, tu pérdida de memoria puede ser resultado de intoxicación con metales pesados.

3

Envenenamiento por
metales pesados

LAS TOXINAS, ELEMENTOS QUÍMICOS QUE SON VENENO-
sos para los humanos, pueden deteriorar tu memoria y
cognición de varias maneras. Como verás en el capítulo 5,
cualquier sustancia extraña que se introduzca en tu cuerpo
puede causar inflamaciones localizadas (que afectan órganos o zonas específicos de tu cuerpo) y pueden extenderse
a otras partes de tu cuerpo, incluso a tu cerebro. Además,
estas toxinas también influyen directamente en la memoria y la cognición al provocar estrés oxidativo, desactivar los
neurotransmisores que son esenciales para todos los procesos cerebrales y/o dañar o interferir con el buen funcionamiento de tus nervios y células cerebrales.

Aunque hay muchas sustancias que pueden dañar tu
cuerpo, este capítulo se enfoca en los metales pesados específicos y compuestos que afectan gravemente tu salud.
Suelen infligir daños en muchos órganos o sistemas diferentes, incluyendo tu corazón, tus riñones, tus huesos y tu
sistema inmunológico. Sin embargo, los estudios muestran
consistentemente que los metales pesados atacan más comúnmente el sistema nervioso, lo que los hace particularmente peligrosos para tu cerebro y habilidad cognitiva. Lo

perturbador es que la exposición a estos metales no se limita a aquellos que trabajan en las industrias de la manufactura o la construcción. De hecho, puedes estar expuesto a muchos metales dañinos a través del ambiente (el suelo, la comida, el agua) o por medio de productos de consumo común (pintura y otros materiales de arte, cosméticos, juguetes, trabajo dental).

Con más frecuencia, la exposición ocurre cuando te pones en contacto con un metal en repetidas ocasiones durante un periodo de tiempo largo; los síntomas no aparecen hasta que una cantidad significativa de toxina se haya acumulado en tu sistema. Esto se llama envenenamiento crónico por metal. Más raramente, ocurre un envenenamiento agudo con metal cuando ingieres o te expones a cantidades muy grandes de una toxina en un periodo de tiempo breve.

El cuestionario al comienzo de este capítulo está diseñado para ayudarte a determinar si hay toxinas que estén afectando tu memoria y concentración. Si respondiste "sí" a alguna pregunta, puedes estar sufriendo un envenenamiento con metales pesados. Este apartado ofrece una guía para comprender sus principales fuentes, síntomas, diagnósticos y métodos de tratamiento. Con esta información, podrás remover o reducir tu exposición a metales pesados y eliminarás así un peligroso obstáculo para tu salud cognitiva.

SÍNTOMAS

Mientras que los síntomas precisos dependen de la naturaleza exacta del metal al que está expuesta la víctima, hay ciertos marcadores físicos y neurológicos comunes que pueden indicar que ha ocurrido un envenenamiento crónico. Además de la pérdida de la memoria, incluyen:

· Dolor abdominal
· Cambios de humor
· Ceguera o problemas de vista
· Debilidad muscular
· Confusión
· Sarpullido y otros problemas cutáneos
· Dificultad de aprendizaje
· Ataques
· Malestar gastrointestinal
· Problemas de lenguaje
· Pérdida de apetito
· Estremecimientos

Desafortunadamente, la exposición crónica a metales pesados puede ser difícil de detectar, ya que toma tiempo que las toxinas se acumulen en tu cuerpo y ocasionen síntomas. A menudo, las señales leves se ignoran o se confunden con otros problemas de salud; es hasta que los síntomas empeoran cuando se sospecha de envenenamiento con metales pesados.

Por el contrario, es relativamente fácil reconocer casos de intoxicación aguda con metales pesados. El envenenamiento agudo es muy grave y puede causar conmoción, disfunción renal e incluso la muerte. Quienes hayan sobrevivido a incidentes de este tipo experimentarán indicios de intoxicación crónica todo el tiempo que la sustancia está en su cuerpo.

FUENTES

Hay muchos metales que pueden actuar como toxinas y causar envenenamiento. Esta sección resume las sustancias cuyos efectos en la cognición se conocen mejor.

ALUMINIO

Es un metal que a menudo se encuentra en los conservadores de alimentos, escapes de coches, humo del tabaco, papel metálico, latas, cerámica, antiácidos, antidiarreicos y en algunos antitranspirantes y vacunas infantiles. Estudios han mostrado que la exposición prolongada o intensa al aluminio está relacionada con el deterioro nervioso y la formación de placas de beta-amiloide en el cerebro. Como recordarás del capítulo 1, las mismas placas de beta-amiloide están relacionadas con el desarrollo de Alzheimer y otras formas de demencia; mientras más extenso sea el crecimiento de placa, mayor la interferencia con tus funciones cognitivas básicas.

ARSÉNICO

Es un veneno que puede encontrarse en pequeñas cantidades en algunos pesticidas, medicamentos, microelectrónicos, escapes de autos y armas químicas. La exposición crónica al arsénico puede ocurrir en quienes trabajan en varias industrias mineras y manufactureras, en reparación de autos o en quienes se ocupan en la jardinería o la agricultura (debido al uso de esta sustancia en pesticidas, alimento para ganado y en la cosecha de algodón). Además de la exposición ocupacional, la intoxicación con metales pesados puede surgir por agua de pozo o suelo contaminados; el arsénico también puede encontrarse en algunos conservadores de alimentos (incluyendo el jugo de manzana) y en detergentes de fosfato. La exposición prolongada o intensa al arsénico puede ocasionar un daño severo al sistema nervioso periférico; como resultado, se deteriora el aprendizaje, la memoria reciente y la concentración. El arsénico también puede interferir con el funcionamiento adecuado de un gen que ayuda a producir y regular la insulina, por lo que aumenta el riesgo de diabetes, un factor de riesgo significativo para la disminución de la concentración y la memoria.

COBRE

Cuando se obtiene en la cantidad adecuada, el micromineral cobre de hecho es esencial para la salud de tu cerebro, ya que funciona como antioxidante y ayuda a protegerlo contra el daño de los radicales libres. La mayor parte de la gente recibe todo el cobre que necesita a través de la dieta: el pescado, los órganos (hígado, riñón), los granos enteros, las leguminosas (frijoles) y las nueces son particularmente ricos en estos nutrientes.

Como el cobre es muy importante para el mantenimiento de la química de tu cerebro, los niveles de cobre demasiado altos o demasiado bajos pueden resultar en enfermedades neurológicas. La sobreexposición al cobre puede ocurrir en quienes trabajan en soldadura o en la manufactura de electrónicos y baterías; otras fuentes de exposición ocupacional incluyen ciertas pinturas, insecticidas y fungicidas, cerámicas, flores artificiales, tintes de telas, rayón y conservadores de madera. Los niveles de cobre alto se relacionan con la acumulación de placas de beta-amiloide y ovillos tau, ambos marcadores de Alzheimer.

FLUORURO

Aunque técnicamente no es un metal pesado, el fluoruro es un elemento químico que a menudo se añade a fuentes de agua y a la pasta de dientes debido a sus beneficios en el cuidado bucal. También puede encontrarse en algunos jugos de frutas, refrescos y alimentos para niños. Estudios en China han mostrado que los niños que viven en zonas donde el agua está fluorada presentan coeficientes intelectuales 10 o 20 puntos por debajo de aquellos que viven en zonas poco fluoradas. Además, estudios en animales han demostrado que el fluoruro puede atravesar la barrera cerebro-sanguínea y ocasionar pérdida de la memoria a corto plazo. Tienen que hacerse más estudios con respecto a la exposición al fluoruro y el funcionamiento cognitivo en humanos.

HIERRO

El hierro es un micromineral que desempeña muchos papeles importantes en el mantenimiento de la salud de tu cuerpo. Es el ingrediente clave de las células rojas de tu sangre, que permiten el transporte de oxígeno a través de tu sistema circulatorio. Obtendrás todo el hierro que necesitas por medio de la dieta; las fuentes naturales incluyen las algas, muchos granos enteros y semillas, la carne roja y las hojas verdes como la remolacha verde y la acelga suiza. Aunque la deficiencia de hierro es común y puede contribuir a la pérdida de la memoria, la sobreexposición al hierro puede ser mucho más seria, por lo menos en lo que respecta a tu cerebro. Los niveles altos se relacionan con una aceleración de la tasa de acumulación de placas de beta-amiloide, un marcador de Alzheimer. Los niveles de hierro elevados también parecen ser la causa de la inflamación cerebral que a menudo acompaña al Alzheimer, que impide la respuesta inmunológica al estrés oxidativo y al daño de los radicales libres. El envenenamiento con hierro es raro, pero puede deberse a un consumo excesivo de suplementos de hierro.

PLOMO

El Instituto Nacional de Salud de Estados Unidos considera el plomo un "metal muy tóxico" que puede ocasionar graves problemas de salud. Aunque las campañas para aumentar la alerta sobre la peligrosidad del envenenamiento con plomo han sido exitosas en muchos sentidos (la gasolina y la pintura de casas ya no se fabrica con esa sustancia), todavía puede encontrarse en casas viejas, en juguetes pintados antes de 1976 o fuera de Estados Unidos, en ciertos materiales artísticos, en cerámica, en cubertería de pewter y en tuberías y muebles de metal viejos. El plomo también puede encontrarse en la mugre y el polvo que se han contaminado por escapes de autos viejos, láminas de pintura o residuos de metal. Fuera de la esfera doméstica, la intoxicación con plomo puede ser ocupacional, resultado de la exposición debido a la participación en empresas manufactureras y mineras de varios tipos.

Aunque el plomo puede afectar cualquier órgano de tu cuerpo, su blanco principal es el sistema nervioso. Con el tiempo, puede acumularse en tu cuerpo, ocasionando daños cerebrales. La intoxicación con plomo es especialmente grave en los niños; la exposición puede evitar el desarrollo adecuado del cerebro y conducir a incapacidad de aprendizaje, problemas de comportamiento o desórdenes del lenguaje para toda la vida. En los adultos, la exposición a largo plazo puede llevar a un deterioro cognitivo grave, incluyendo la pérdida de la memoria, la falta de concentración y cambios de humor. Incluso una baja exposición al plomo se ha relacionado con la deficiencia cognitiva.

Aunque este metal puede causar directamente la muerte o el mal funcionamiento de las neuronas y otras células nerviosas, también puede afectar indirectamente la cognición. Las altas concentraciones de plomo están relacionadas con niveles más altos de homocisteína, un aminoácido que promueve la producción de radicales libres. Como verás en el capítulo 5, los radicales libres son unas moléculas inestables que causan estragos en las células de tu cuerpo, las dañan o las matan como parte de un proceso inflamatorio llamado estrés oxidativo. Los altos niveles de plomo también pueden contribuir al incremento de la presión sanguínea, un factor de riesgo en sí para la demencia vascular y otras pérdidas de la memoria relacionadas con la circulación.

MANGANESO

Es un mineral que puede encontrarse naturalmente en muchas nueces, semillas y granos. Cuando se tiene en concentraciones adecuadas, el manganeso desempeña varios papeles importantes en tu cuerpo. Ayuda a la producción de tejido conectivo, huesos y hormonas sexuales, tiene que ver con el metabolismo de los carbohidratos, la absorción de calcio y la regulación del azúcar en la sangre. También actúa como antioxidante, protegiendo el cuerpo contra el daño por radicales libres. Quizá lo más importante para nuestra discusión es que el manganeso también se considera esencial para el buen funcionamiento del cerebro y de los nervios.

De manera que los niveles moderados de manganeso son benéficos para tu cuerpo. El problema empieza cuando exceden los límites aceptables. Para la mayoría de la gente la toxicidad del manganeso no es un problema, ni siquiera una posibilidad; los niveles normales se mantienen por medio de la dieta y la exposición exterior es poco probable. La toxicidad del manganeso, sin embargo, es un riesgo para quienes tienen que soportar una exposición ocupacional a este metal. Las personas que sueldan o funden metales como parte de la industria manufacturera o quienes están en constante contacto con él por medio del agua potable contaminada o el uso de ciertos fertilizantes o materiales artísticos, son propensos a inhalar manganeso, que después viaja directamente al cerebro donde puede infligir graves daños a tus neuronas. Los niveles altos de manganeso en el cerebro están relacionados con problemas neurológicos como temblores, cambios de humor y alucinaciones, y con enfermedades como el mal de Parkinson, en sí una causa potencial de la demencia (consulta el capítulo 1). La exposición crónica al manganeso puede incapacitar el desarrollo cerebral en niños, generando un mal desempeño cognitivo.

MERCURIO

La exposición e inhalación crónica puede causar graves daños neurológicos que resulten en un deterioro cognitivo, problemas psicológicos y desórdenes de humor. La intoxicación con mercurio es particularmente peligrosa en los niños, en los que puede impedir el desarrollo y causar potencialmente incapacidades de aprendizaje e incluso retraso mental. Lo hace al interferir en la producción de antioxidantes, causando esencialmente estrés oxidativo, que a su vez conlleva a la degeneración de las neuronas. Los niveles tóxicos de mercurio también desequilibran los niveles de neurotransmisores, arriesgando la comunicación adecuada entre tus células cerebrales. Además, el mercurio también puede aumentar la producción de ovillos neurofibrilares y proteínas amiloides, ambos marcadores de varias formas de demencia, incluyendo el Alzheimer (consulta el capítulo 1).

¿Recuerdas al Sombrerero loco de *Alicia en el país de las maravillas*? La idea del personaje tiene sus raíces en hechos reales: muchos sombrereros de los siglos XVIII y XIX desarrollaron perturbaciones emocionales y demencia debido al constante contacto con mercurio, que se usaba para producir y tratar el fieltro para fabricarlos. Aunque el mercurio ya no se usa para tal fin, puede encontrarse en algunos termómetros, equipo eléctrico y médico, empastes dentales antiguos y algunos desinfectantes.

El mercurio también se emite al aire por las plantas eléctricas y otras instalaciones involucradas en la industria manufacturera. Desde el aire, puede entrar en cuerpos de agua, donde por acción de bacterias naturales se transforma en metilmercurio, particularmente peligroso para los humanos. Los peces que viven en estos cuerpos de agua pueden acumular altos niveles de metilmercurio; cuando comes ese pescado regularmente, puedes ponerte en riesgo de intoxicación. Aunque la Environmental Protection Agency (EPA) declara que casi todos los pescados y mariscos contienen por lo menos rastros de metilmercurio, los peces más grandes contienen una mayor cantidad, ya que tienen más tiempo para crecer y por lo tanto para acumular importes peligrosos de este dañino metal. Por eso, la EPA recomienda limitar la ingesta incluso de pescado bajo en mercurio (camarón, atún enlatado light, abandejo y bagre) a 300 gramos a la semana y evitar del todo el tiburón, el pez espada, el caballa rey y el blanquillo. Debido a que el envenenamiento por mercurio se desarrolla gradualmente, no tienes que seguir estrictamente esta recomendación semanal; si comes pescado más de dos veces a la semana, simplemente equilibra tu consumo la semana siguiente.

ZINC

Es un importante micromineral que se usa en más de cien reacciones enzimáticas de tu cuerpo. La mayor parte de la gente obtiene todo el zinc que necesita a través de su dieta; los alimentos ricos en este elemento incluyen a ostras y otros mariscos, carne roja, jengibre fresco, frijoles y nueces. Como cualquier nutriente, sin embargo, demasiado de este mineral puede ser dañino para tu cuerpo, especialmente para el cerebro; los niveles elevados de zinc aumentan la velocidad a la que se forman las placas de beta-amiloide. La sobreexposición ocupacional puede ocurrir en quienes se dedican a la industria manufacturera, o a quienes están en contacto con zinc rutinariamente debido al trabajo con componentes automotrices, equipo eléctrico, herramientas, *hardware* y ciertos juguetes.

DIAGNÓSTICO

Debido a que el envenenamiento con metales pesados es raro, a veces puede confundirse con otras enfermedades o desórdenes. A menudo, esta intoxicación se diagnostica sólo por medio del historial del paciente y de los factores de su estilo de vida. Si te dedicas a una ocupación en la que estés en constante contacto con metales estás en mayor riesgo de envenenamiento. Sin una fuente clara de contaminación, el análisis sólo puede confirmarse con ciertos exámenes que varían según la toxina que se sospeche que causa los síntomas; los escrutinios de sangre y orina se usan más comúnmente para determinar si los niveles de metal son altos. Si sospechas que ha ocurrido una intoxicación por metales pesados, consulta a tu médico y pídele que te haga pruebas.

PREVENCIÓN

En cuanto a la intoxicación con metales pesados, la prevención a menudo es el mejor tratamiento. Ahora que conoces estos peligros, es momento de reducir o eliminar su presencia en tu vida. Las siguientes recomendaciones te ayudarán a identificar y eliminar cualquier metal pesado que pudiera estar en contacto contigo regularmente:

- Raspa o sella los cuartos pintados antes de 1978. Cubrir la pintura vieja no eliminará el plomo. Debido a que el mismo proceso de remover la pintura puede ser peligroso para tu salud, si sospechas que tus recámaras tienen capas viejas, consulta a un profesional para remover las toxinas.
- Evita darles a los niños juguetes viejos, hechos antes de 1976; pueden estar decorados con pintura con plomo.
- No uses utensilios de cocina de aluminio y limita el uso del papel aluminio.
- Si tienes empastes de mercurio, considera que un dentista los cambie por otros de porcelana u oro.
- Limita tu consumo de pescado y mariscos a especies bajas en mercurio, como sardinas, tilapia, camarón y ostras.
- Deshazte de detergentes domésticos, pesticidas, fertilizantes y materiales artísticos que contengan metales pesados; lee la lista de ingredientes para ver si incluyen aluminio, arsénico, manganeso o fosfatos. Usa en cambio productos ecológicos, que son menos tóxicos y, por lo tanto, más seguros.
- Si tu trabajo te pone en proximidad con metales pesados, asegúrate de tomar las medidas necesarias para evitar la contaminación. Usa lentes, una máscara y/o guantes cuando los necesites. La Occupational Safety and Health Administration (OSHA) publica reglas estrictas para las industrias que usan metales pesados en sus manufacturas. Para asegurarte de que tu lugar de trabajo sigue estas reglas, mira la información en la página web de OSHA, www.osha.gov.

OPCIONES DE TRATAMIENTO

En caso de que te diagnostiquen intoxicación con metales pesados, lo primero que hay que hacer es identificar la fuente del problema. De ser posible, reduce o elimina tu exposición a cualquier sustancia tóxica, como se discutió anteriormente: remueve el plomo de tu ambiente eliminando (o sellando) la pintura vieja y deshaciéndote de juguetes hechos antes de la década de 1980, deja de usar papel aluminio y antitranspirantes con base de aluminio y limita tu consumo de pescado que contenga niveles altos de mercurio.

El envenenamiento crónico con metales podría requerir terapia de quelación, que implica la inyección o ingestión de un químico, más a menudo de ácido etilendiaminotetraacético (EDTA) o ácido dimercaptosuccínico (DMSA) que se enlace (quelación) con los metales pesados, incluyendo plomo, mercurio y arsénico. Una vez que estos metales tóxicos se unen con el aglutinante químico, pueden removerse de tu sistema a través de la orina. Típicamente, la terapia de quelación implica entre cinco y treinta procedimientos; cada sesión puede durar varias horas si el agente quelante se administra vía intravenosa. Dependiendo del tipo y gravedad de la intoxicación, el tratamiento puede tomar varios meses para completarse; la recuperación es lenta y gradual. Los posibles efectos secundarios incluyen fiebre, náusea, vómito, baja presión sanguínea y dolor de cabeza. Debido a que la terapia de quelación se enlaza indiscriminadamente con todos los metales y minerales de tu cuerpo, es probable que tu médico te prescriba suplementos que reemplacen los nutrientes que vas a perder.

Los casos graves de intoxicación por metal requieren un tratamiento de emergencia inmediato. Si ingeriste una gran cantidad de una toxina, tienes que vaciar tu estómago dentro de las siguientes cuatro horas del incidente; si no, es posible que los técnicos de emergencia médica te administren antídotos diseñados para desactivar los metales peligrosos. Quienes han sobrevivido una intoxicación grave con metales pesados pueden seguir necesitando una terapia de quelación para eliminar las toxinas restantes.

CONCLUSIÓN

Aunque la intoxicación con metales pesados es rara, sus efectos en tu cerebro y sistema nervioso pueden ser extensos y de amplio rango, hasta llegar al deterioro cognitivo y la pérdida de la memoria. Como verás en el capítulo 5, una de las cosas más importantes que puedes hacer por tu mente es evitar que sustancias dañinas entren en tu cuerpo. Las toxinas como los metales pesados deben evitarse si es posible para asegurar que tu mente siga atenta y activa en los próximos años.

¿Tu pérdida de la memoria es causada por un desequilibrio hormonal?

Esta prueba está diseñada para ayudarte a determinar si un desequilibrio hormonal pudiera estar afectando tu memoria y cognición. Lee cada pregunta con atención y marca la casilla que mejor represente tu respuesta.

	SÍ	NO	NO SÉ
¿Estás bajo mucho estrés?			
¿Tomas medicamentos como antibióticos, antidepresivos, píldoras anticonceptivas o analgésicos?			
¿Tienes un sobrepeso de 9 kilos o más?			
¿Haces poco ejercicio?			
¿Sufres de algún desorden endócrino (enfermedad de la pituitaria, la tiroides, la paratiroides, la glándula adrenal o el páncreas?			
¿Estás sometiéndote a quimioterapia actualmente?			

PARA MUJERES	SÍ	NO	NO SÉ
¿Estás pasando por la menopausia o la perimenopausia?			
¿Sufres de endometriosis, fallo ovárico prematuro o síndrome de ovario poliquístico (SOP)?			

PARA MUJERES	SÍ	NO	NO SÉ
¿Estás embarazada?			

PARA HOMBRES	SÍ	NO	NO SÉ
¿Tienes más de cincuenta años y actualmente estás en la andropausia (menopausia masculina)?			

Si respondiste "sí" a cualquiera de estas preguntas, tu pérdida de memoria puede ser resultado de un desequilibrio hormonal.

4

Desequilibrio hormonal

L A PÉRDIDA DE LA MEMORIA PUEDE SER UN SÍNTOMA DE desequilibrio hormonal, pues estas sustancias son los mensajeros químicos de tu cuerpo; viajan a través del flujo sanguíneo repartiendo señales que comunican a tus células para que lleven a cabo muchas tareas esenciales para tu supervivencia. Aunque se les conoce más una amplia variedad de procesos importantes (incluyendo el funcionamiento sexual, la reproducción, el metabolismo y el crecimiento) las hormonas también desempeñan un papel importante en el mantenimiento adecuado de las funciones cognitivas y la memoria.

Tus hormonas están en constante comunicación; cada una interpreta una parte específica de la sinfonía de tu organismo. Para que tu mente y tu cuerpo puedan funcionar adecuadamente, tus hormonas deben trabajar en armonía. Cuando tienen equilibrio, la sinfonía está afinada, te sientes muy bien y tu mente gira a la velocidad máxima. Cuando no están en equilibrio, la sinfonía está desafinada; te sientes mal y tienes dificultad para recordar cosas o ejecutar tareas mentales simples.

De manera que si tú o un ser querido sufren de pérdida de la memoria, puede ser el resultado de un desequilibrio o disfunción hormonal (sobreproducción o mala producción de una hormona). El cuestionario al comienzo de este capítulo está diseñado para ayudarte a determinar si éste es el caso. Si respondiste "sí" a muchas preguntas, es posible que un desequilibrio hormonal esté deteriorando tus habilidades cognitivas. Este capítulo te dará información valiosa sobre las causas y los síntomas del desbalance hormonal, los papeles que desempeñan estas sustancias específicas en el apoyo al funcionamiento cognitivo y de la memoria, y qué puedes hacer para eliminar cualquier deficiencia o exceso.

Primero, veamos las razones por las que pueden ocurrir los desequilibrios hormonales.

CAUSAS DEL DESEQUILIBRIO HORMONAL

Hay muchos factores que influyen en la cantidad de hormonas que tu cuerpo produce y en la manera cómo se equilibran. Aunque tu nivel de hormonas generalmente disminuye conforme envejeces, es importante que comprendas que la disfunción hormonal no es simplemente un problema de adultos mayores y de personas de mediana edad, ¡la gente joven también puede padecerla! A lo largo de tu vida, los niveles de tus hormonas cambian constantemente, fluctúan de una hora a otra, de un día a otro y de un año a otro. Aquí, nos concentraremos sólo en los factores que tienen efectos a largo plazo, ya que estos son los factores que más probablemente pudieran afectar tu memoria y cognición. Aunque la causa específica del desequilibrio o la disfunción hormonal dependerán de tu situación personal o de la hormona afectada, la siguiente es una lista general de los factores que pueden ocasionar problemas hormonales:

· Abuso del alcohol
· Deficiencias alimenticias
· Andropausia (menopausia masculina)
· Obesidad
· Cafeína
· Algunos medicamentos (incluyendo antidepresivos, píldoras anticonceptivas, etcétera)
· Quimioterapia
· Alumbramiento
· Desórdenes endócrinos (enfermedades de la pituitaria, la tiroides, la paratiroides, la glándula adrenal y el páncreas)
· Perimenopausia y menopausia
· Síndrome de ovario poliquístico (sop)
· Endometriosis
· Mala alimentación (dieta baja en granos y fibra, alta en grasas saturadas y azúcar)
· Toxinas ambientales
· Genética
· Daño en la cabeza
· Embarazo
· Infección
· Uso de drogas recreativas
· Estrés
· Falta de ejercicio o demasiado ejercicio
· Deficiencias vitamínicas

PREGNENOLONA

Es una hormona neuroesteroida (es decir, que afecta principalmente el funcionamiento de las células de tu cerebro, las neuronas). Se produce tanto en tu cerebro como en las glándulas adrenales. La pregnenolona a menudo es llamada "la hormona madre" porque se usa para producir muchas otras hormonas importantes, como cortisol, DHEA, estrógeno, progesterona y testosterona. Además de su papel en la producción de otras hormonas, tiene muchas funciones: ayuda a regular y reparar tu sistema nervioso, aumenta la energía, estimula la resistencia al estrés, protege contra el insomnio y reduce el dolor y la inflamación. Pero sobre todo, la pregnenolona tiene una influencia significativa sobre tu memoria. Es esencial para el funcionamiento de tus neuronas: ayuda a aportarles energía, aumenta su resistencia al estrés y repara el daño nervioso. También potencia la capacidad de tus neuronas para expresar mensajes por medio de la regulación de ciertos neurotransmisores y receptores de neurotransmisores.

Los niveles de pregnenolona disminuyen con la edad: a los 75, es probable que tengas 65 % menos pregnenolona que la que tenías a los treinta y cinco. Como la pregnenolona es esencial para el funcionamiento cognitivo y como también interpreta un papel integral en la síntesis de otras hormonas que afectan a la memoria, es importante que te asegures de tener los niveles adecuados de esta hormona. Algunos estudios muestran que al suplementar tus niveles de pregnenolona puedes mejorar tu memoria y desempeño cognitivo.

SÍNTOMAS DE DEFICIENCIA
DE PREGNENOLONA

- Artritis
- Incapacidad para lidiar con el estrés
- Depresión
- Fatiga
- Insomnio
- Falta de concentración / deterioro cognitivo

ESTRÓGENO

Estrógeno es un término general para un grupo de hormonas sexuales femeninas, llamadas así porque principalmente están relacionadas con la habilidad de una mujer para concebir y tener hijos. Sin embargo, la influencia del estrógeno no se limita a la reproducción. Aunque se produce principalmente en los ovarios, pueden encontrarse sitios receptores de esta importante hormona en el cerebro, los músculos, los huesos, la vejiga, el intestino, el útero, la vagina, los senos, los ojos, el corazón, los pulmones y los vasos sanguíneos de la mujer. De manera que se ha mostrado que el estrógeno tiene más de cuatrocientas funciones diferentes en el cuerpo de la mujer. Ayuda a regular la temperatura corporal y la presión sanguínea, evita el daño muscular, mejora el humor y aumenta la libido. Además, se cree que también aumenta el metabolismo, mantiene la elasticidad de la piel y las arterias y ayuda a optimizar los niveles de colesterol.

Es importante notar que mientras que el estrógeno se considera una hormona femenina, también se produce y se usa en los hombres; principalmente ayuda a preservar la estructura ósea y está involucrada en el metabolismo de los lípidos (grasas).

FUNCIÓN EN LA MEMORIA Y LA COGNICIÓN

El estrógeno también desempeña un papel importante en la regulación de las funciones cerebrales y, por lo tanto, en la pérdida de la memoria. Como afirmó el doctor Frederick Naftolin, director de investigación en biología reproductiva del New York University Langone Medical Center, "no hay una célula en el cerebro que no sea sensible directa o indirectamente al estrógeno". Los procesos de pensamiento, el recuerdo y la concentración dependen mucho del estrógeno como el "fluido de transmisión" que ayuda a conducir y a proteger los mensajes a través de las zonas más importantes de tu cerebro, en especial, el hipocampo.

EL ESTRÓGENO Y EL CEREBRO FEMENINO

El estrógeno es una poderosa hormona que puede ejercer una influencia enorme en el cerebro femenino, incluso puede alterar la neuroquímica y la estructura cerebral de forma que mejore la cognición. Entre otras funciones, el estrógeno:

· Coordina la curación y el crecimiento de células nerviosas como respuesta a infartos y otros daños cerebrales

- Ayuda a mantener y aumentar la conectividad nerviosa y la complejidad del cerebro
- Aumenta la superficie de "bases de conexión" potenciales en las neuronas para mensajes entrantes
- Estimula el metabolismo del cerebro al alentar el consumo de la glucosa, su principal fuente de energía
- Protege tus células nerviosas de daños al actuar como antiinflamatorio, estimulando los antioxidantes naturales del cuerpo (que combaten los radicales libres) y evitando los depósitos de placa
- Reduce la formación de placas de beta-amiloide, la proteína que destruye el cerebro relacionada con el Alzheimer
- Estimula la producción de varios neurotransmisores muy involucrados en los procesos cognitivos y de la memoria, incluyendo la acetilcolina, la dopamina, el ácido gamma-aminobutírico (GABA), el glutamato, la noradrenalina y la serotonina

Como resultado, cuando se administra como parte de una terapia de reemplazo de hormona al principio de la menopausia, el estrógeno puede tener los siguientes efectos:

- Actúa como estimulante, aumentando la energía y la sensación de bienestar
- Estimula la actividad metabólica de muchas zonas del cerebro y la médula espinal después de pocas horas de la administración
- Disminuye la distracción
- Aumenta la velocidad manual y la destreza en las mujeres
- Incrementa el desempeño y la velocidad de aprendizaje en tareas sensoriales-motrices
- Eficienta la percepción sensorial: oír, oler, detectar señales visuales y la percepción táctil

- Agiliza la memoria a corto plazo
- Aumenta la fluidez verbal, la habilidad de lenguaje, la agilidad de articulación, la repetición silábica, la velocidad para contar y para leer palabras
- Mantiene la integración de los procesos motrices centrales en tareas como conducir

Las mujeres producen tres tipos principales de estrógeno: estrona (E1), estradiol (E2) y estriol (E3). Durante la menopausia, los niveles de estradiol, la forma más fuerte del estrógeno y el mayor responsable del mantenimiento del funcionamiento cerebral, empiezan a bajar; también pueden disminuir si se remueven uno o los dos ovarios antes de la menopausia. La falta de esta hormona puede ser problemática; las investigaciones muestran que los niveles de estradiol bajos están relacionados con la pérdida de la memoria. Como resultado, muchos médicos han recomendado la terapia de reemplazo de estradiol. Cuando se toma como se instruye, se ha demostrado que el estrógeno aumenta la circulación cerebral y reduce la posibilidad de desarrollar Alzheimer en un 54%.

También se sabe que el estrógeno ayuda a conservar la memoria en los hombres; actúa como neuroprotector, protegiendo de daños y muerte a las neuronas de los hombres. Quizá se deba a esto que se han visto bajos niveles de estrógeno junto con bajos niveles de testosterona en los pacientes de Alzheimer. La terapia de reemplazo de estrógeno en general no es necesaria en los hombres, ya que es raro que sus niveles sean bajos.

SÍNTOMAS DE DEFICIENCIA DE
ESTRÓGENO EN MUJERES

- Aumento de peso abdominal
- Acné
- Antojos
- Aumento de dolores de cabeza y migrañas
- Ansiedad
- Artritis
- Aumento del vello facial
- Síndrome de fatiga crónica
- Infertilidad
- Dolor en articulaciones
- Disminución en el interés y el funcionamiento sexual
- Depresión
- Baja energía
- Osteoporosis / osteopenia
- Diabetes
- Síndrome de ovario poliquístico
- Dificultad para perder peso, incluso con dieta y ejercicio
- Sueño inquieto
- Alta presión sanguínea
- Piel más delgada
- Colesterol alto
- Sequedad o dolor vaginal

SÍNTOMAS DE DEFICIENCIA DE
ESTRÓGENO EN HOMBRES

- Osteoporosis / osteopenia

PROGESTERONA

La progesterona es una hormona sexual y neuroesteroide que se produce en los ovarios de las mujeres premenopáusicas y en las glándulas adrenales de las mujeres menopáusicas, y en el tejido testicular y las glándulas adrenales de los hombres. En las mujeres, la progesterona equilibra el estrógeno, pues desempeña un papel en la menstruación, el embarazo y la formación de embriones. También está involucrada en los patrones de sueño, el desarrollo de los huesos, el funcionamiento de la vejiga y el humor. En los hombres, la progesterona influye principalmente en la generación de esperma y en la producción de testosterona. La progesterona en los machos también puede regular el azúcar en la sangre, disminuir el riesgo de cáncer de próstata y ayudar con la depresión.

FUNCIÓN EN LA MEMORIA Y LA COGNICIÓN

En ambos sexos, la progesterona tiene muchos efectos positivos en las neuronas. Ayuda a regular los niveles cerebrales de ciertos neurotransmisores relacionados con el aprendizaje y la memoria, incluyendo la dopamina y la GABA.

Los científicos ahora están explorando el reemplazo de progesterona para ayudar a la prevención de la pérdida de memoria. Un estudio encontró que el tratamiento de progesterona reducía el deterioro de la memoria espacial, referencial y de trabajo en pacientes que habían sufrido isquemia cerebral global, una condición en la que el cerebro no recibe suficiente oxígeno como resultado de un ataque cardiaco o un infarto. Además, se descubrió que la progesterona evita el estrechamiento del centro de la memoria en el cerebro, el hipocampo, que de otra manera se daña con la isquemia.

SÍNTOMAS DE DEFICIENCIA DE LA PROGESTERONA EN MUJERES

- Ansiedad
- Irritabilidad
- Disminución en los niveles de HDL
- Disminución de la libido
- Migrañas antes de los ciclos menstruales
- Depresión
- Cambios de humor
- Nerviosismo
- Menstruación excesiva o densa
- Osteoporosis
- Hipersensibilidad
- Dolor e inflamación
- Insomnio
- Aumento de peso

Debido a que se ha hecho relativamente poca investigación acerca del papel de la progesterona en los hombres, la medicina aún no ha establecido los síntomas definitivos relacionados con la deficiencia de progesterona en ellos.

TESTOSTERONA

Pertenece a una clase de hormonas llamadas andrógenos u hormonas masculinas, llamadas así porque tienden a controlar las funciones y características humanas que se consideran de este género. En los hombres, la testosterona se produce en los testículos y regula la formación de los órganos reproductores masculinos. En las mujeres, se produce en las glándulas adrenales y los ovarios, y se relaciona con el mejoramiento de la libido, la densidad ósea, el tono muscular, el humor y los niveles de energía.

Tanto en hombres como en mujeres, los niveles de testosterona disminuyen con la edad, pero más pronunciada en los varones. Después de los treinta años, los niveles de testosterona pueden reducirse a una tasa de aproximadamente 1 % al año. Al llegar a los 70, del 30 al 60 % de los hombres padecen hipogonadismo, lo que quiere decir que han perdido cierto funcionamiento hormonal. El momento en la vida del hombre en que pierde el equilibrio hormonal se llama andropausia.

FUNCIÓN EN LA MEMORIA Y LA COGNICIÓN

La testosterona es importante para la cognición tanto en hombres como en mujeres. De hecho, el desarrollo de la pérdida de la memoria en los hombres puede estar directamente relacionado con la disminución de testosterona que ocurre como resultado del envejecimiento. Se ha demostrado que en los hombres los niveles bajos de testosterona están relacionados con varios horizontes de pérdida de la memoria, incluyendo el Alzheimer. Los estudios muestran que el déficit puede afectar muchos tipos de memoria, incluyendo la visual y verbal, y el razonamiento espacial y matemático. En general, mientras más bajo sea el nivel de testosterona en un hombre, mayor es el riesgo de que desarrolle alguna forma de pérdida de memoria. Los científicos creen que se debe a que la merma de testosterona conduce a un aumento en la muerte de las células cerebrales, a niveles más altos de anticuerpos y a un incremento en la producción de proteínas beta-amiloides relacionadas con el Alzheimer y otras formas de demencia. Por el contrario, los niveles más altos de testosterona se relacionan con un mejor desempeño en aspectos específicos de la memoria y el funcionamiento cognitivo, incluyendo la cognición espacial, la fluidez verbal y la memoria de trabajo.

El reemplazo de la testosterona en los hombres ha mostrado mejorar la memoria verbal y espacial, e incluso ayudar a revertir algunas disfunciones cognitivas. Los estudios sugieren que la terapia de testosterona también puede proteger contra el Alzheimer, ayudando a evitar la producción de proteína beta-amiloide (consulta el capítulo 7). Además, ha demostrado disminuir el riesgo de desarrollar una enfermedad cardiovascular, en sí un factor de riesgo independiente de deterioro cognitivo (consulta el capítulo 2).

Hay pruebas de que el reemplazo de testosterona también puede ayudar en la cognición de las mujeres. Recientemente, un pequeño estudio piloto mostró que la terapia de testosterona protege la memoria de las mujeres que envejecen sanamente. Otro estudio indicó que el tratamiento de testosterona mejoraba el aprendizaje verbal y la memoria en las mujeres postmenopáusicas.

SÍNTOMAS DE DEFICIENCIA DE LA TESTOSTERONA EN HOMBRES

- Fatiga, cansancio o pérdida de energía
- Disminución en la intensidad de los orgasmos
- Dolor o rigidez de espalda y articulaciones.
- Depresión, mal humor o negatividad
- Pérdida de la salud
- Irritabilidad, enojo o mal humor
- Sentimientos de estrés excesivo
- Ansiedad o nerviosismo
- Disminución en el desempeño laboral
- Pérdida de concentración
- Pérdida del deseo sexual o libido
- Pérdida de erecciones u otros problemas durante el sexo
- Deterioro de las habilidades físicas
- Osteopenia/osteoporosis (pérdida de hueso)
- Colesterol alto

SÍNTOMAS DE DEFICIENCIA DE LA TESTOSTERONA EN MUJERES

- Ansiedad
- Soñar menos
- Menos vello púbico
- Menor autoestima
- Deterioro del tono muscular
- Disminución del colesterol HDL (bueno)
- Depresión leve
- Disminución del deseo sexual
- Piel y cabello secos y delgados
- Párpados caídos

- Debilidad de los músculos (a pesar de un consumo adecuado de calorías y proteínas)
- Fatiga
- Mejillas hundidas
- Hipersensibilidad, estados hiperemocionales
- Aumento de peso

DHEA

La dehidroepiandrosterona (DHEA) es una hormona neuroesteroide que producen las glándulas adrenales. Es la precursora de las hormonas sexuales masculinas y femeninas, lo que significa que puede convertirse en estrógeno y en testosterona. La función principal de la DHEA es equilibrar la hormona del estrés, cortisol, pero también parece desempeñar un papel en la pérdida del peso y la salud cardiovascular.

La producción de DHEA disminuye naturalmente con la edad; los niveles empiezan a bajar tanto en hombres como en mujeres a finales de los veinte. A la edad de 70 años, tu cuerpo sólo produce un cuarto de la DHEA que hizo en el pico de producción. De manera que es poco probable que tu cuerpo alguna vez produzca demasiada DHEA. Si tus niveles de DHEA son altos, probablemente sea resultado de una terapia de reemplazo hormonal mal calibrada.

FUNCIONAMIENTO EN LA
MEMORIA Y LA COGNICIÓN

Los niveles bajos de DHEA a menudo son causa del estrés y del proceso de envejecimiento y pueden conllevar al deterioro cognitivo. En un estudio, los investigadores encontraron que los pacientes de Alzheimer tienen niveles 48 % más bajos que los de sus equivalentes normales. Las teorás médicas están en desacuerdo sobre si el reemplazo de DHEA tiene un fuerte efecto en la memoria, pero algunas pruebas muestran que es posible. Un reciente estudio cruzado, doble ciego, con control de placebos en el que se administró DHEA a mujeres postmenopáusicas, mostró que la terapia de reemplazo de DHEA mejoraba su desempeño en varias tareas visuales y espaciales, incluyendo la rotación mental, el señalamiento ordenado, la identificación de imágenes fragmentadas, la identificación perceptual y el discernimiento de igual-diferente.

SÍNTOMAS DE DEFICIENCIA DE DHEA

- Disminución de energía
- Mengua de fuerza muscular
- Aumento de riesgo de infección
- Irritabilidad
- Dificultad para lidiar con el estrés
- Dolor de articulaciones
- Aumento de peso

CORTISOL

Es la hormona principal producida por tus glándulas adrenales. Se le conoce como la hormona esencial del estrés. Las hormonas del estrés desempeñan un papel fundamental protegiéndonos contra las amenazas que percibimos. Cuando estás en una situación que tu cerebro interpreta como peligrosa (digamos, se te acerca un hombre con un arma) tu cuerpo libera hormonas del estrés como el cortisol para mantenerte alerta. El cortisol desempeña varias tareas diferentes: primero, suprime cualquier función corporal que no sea esencial para ayudarte a lidiar con la situación: tu digestión, la capacidad reproductiva, la función inmune y el proceso de crecimiento. Después, aumenta temporalmente los niveles de energía acrecentando la disponibilidad de azúcar (glucosa) en tu torrente sanguíneo y estimulando la habilidad de tu cerebro y tus músculos para usar esa azúcar. Como resultado, tu cuerpo está mejor equipado ya sea para combatir la amenaza o para escapar de ella: una elección que los científicos llaman respuesta "de lucha o huida". Una vez que la amenaza se elimina, el cortisol abandona tu sistema y tu cuerpo vuelve a como estaba antes de que te encontraras en la situación peligrosa.

La respuesta "de lucha o huida" es una característica integrada al diseño evolutivo de nuestros cuerpos, que no sólo se desencadena por episodios agudos o breves de percepción de peligro, sino por cualquier situación que interpretemos como estresante, ya sea que te persiga un ladrón con un arma o que tengas que pagar una deuda fuerte de una tarjeta de crédito. Cuando se despliega ocasionalmente, la respuesta del estrés es bastante constructiva, pues te permite actuar con éxito en situaciones peligrosas. Sin embargo, como veremos, en situaciones de estrés crónico, tus niveles de cortisol permanecen elevados por largos periodos de tiempo, con consecuencias dañinas.

FUNCIÓN EN LA MEMORIA Y LA COGNICIÓN

Cuando se produce en cantidades normales, el cortisol es muy útil para el mantenimiento de la memoria y el funcionamiento cerebral. En particular, el cortisol ayuda a regular la corteza prefrontal, la zona de tu cerebro responsable de la memoria de trabajo, la expresión de la personalidad y el análisis crítico y la toma de decisiones.

Diferentes factores pueden elevar tus niveles de cortisol. Ésta es la única hormona de tu cuerpo cuyos niveles aumentan con la edad. Como discutimos anteriormente, el estrés también puede aumentar la cantidad de cortisol que produce tu cuerpo. Cuando estás bajo un estrés crónico o de largo plazo, tu cuerpo produce más y más cortisol en un intento por manejar la presión. Este aumento en los niveles de cortisol crea diversas consecuencias negativas para tu memoria.

Hay estudios que muestran que un exceso de cortisol puede destruir las células nerviosas existentes e incluso cambiar las conexiones de los circuitos eléctricos de tu cerebro. También puede causar indirectamente la destrucción de neuronas al estimular la producción de radicales libres, que infligen mayores daños. El hipocampo, el centro de la memoria en tu cerebro, es especialmente vulnerable al estrés; cuando se exponen a niveles excesivos de cortisol, las células del hipocampo empiezan a morir. El daño al hipocampo como resultado del estrés también puede conducir a la pérdida de la memoria, ya que en los pacientes con depresión profunda, un factor de riesgo independiente del inicio del deterioro cognitivo, a menudo se ve un hipocampo más pequeño o atrofiado. De manera que los niveles de cortisol altos se relacionan con una disminución en las funciones cognitivas y un aumento de riesgo de Alzheimer y otras formas de demencia y pérdida de la memoria.

ESTRÉS CRÓNICO Y FATIGA ADRENAL

El estrés crónico es un problema generalizado en la sociedad moderna y sus efectos debilitantes se extienden a muchos aspectos de la salud individual. Si no se trata adecuadamente, puede contribuir no sólo en el deterioro mental y del humor, sino también en desórdenes del sueño, enfermedades cardiovasculares e incluso aumento de peso. Otro resultado potencial del estrés crónico es una condición que se llama fatiga adrenal o hipocortisolismo. Ocurre cuando el estrés crónico ha hecho que tus niveles de cortisol permanezcan elevados durante un periodo particularmente largo. Exhaustas por tener que producir hormonas sin cesar, tus glándulas adrenales simplemente se rinden o se "funden". Cuando esto sucede, tus niveles de cortisol y DHEA decaen radicalmente. Te sientes cansado y mal, y puedes tener problemas para pensar y concentrarte. Como estos bajos niveles de cortisol son esencialmente resultado del estrés crónico (cortisol alto prolongado), el tratamiento para la fatiga adrenal implica el control del estrés.

Hay una solución simple que te permitirá evitar o reducir los niveles altos de cortisol: ¡limita o elimina el estrés de tu vida! Al restringir la cantidad de estrés al que te expones, puedes asegurarte de que tus niveles de cortisol permanezcan normales, protegiéndote de una importante causa de la pérdida de la memoria. En el capítulo 2, discutiremos muchas técnicas que puedes usar para protegerte de los niveles excesivos de cortisol que se relacionan con el estrés.

SÍNTOMAS DE EXCESO DE CORTISOL

- Atracones de comida
- Confusión
- Depresión
- Fatiga
- Hipotiroidismo (bajo funcionamiento de la tiroides)
- Pérdida de la memoria
- Sudores nocturnos
- Aumento de la presión sanguínea
- Osteopenia (pérdida de hueso ligera)
- Aumento del azúcar en la sangre / aumento de insulina
- Temblores entre comidas
- Incremento de la susceptibilidad a los moretones
- Mayor riesgo de infecciones
- Perturbaciones del sueño
- Antojos de azúcar
- Adelgazamiento de la piel
- Músculos debilitados
- Sistema inmune debilitado
- Aumento de triglicéridos
- Irritabilidad
- Poca energía
- Aumento de peso

INSULINA

Se produce en el páncreas. Su función principal es regular el nivel de azúcar (glucosa) en tu sangre, aunque también se cree que ayuda a reparar los daños en tu cuerpo y a estimular el desarrollo muscular.

FUNCIÓN EN LA MEMORIA Y LA COGNICIÓN

La insulina desempeña muchos papeles importantes en tu cerebro, entre los cuales todos pueden tener un impacto directo en la pérdida de la memoria. En todo el cerebro pueden encontrarse receptores de insulina, incluyendo en las zonas que se relacionan con la memoria y la cognición; su presencia indica que puede influir en el buen funcionamiento de estas zonas. Como el estrógeno, se cree que ayuda a mantener la sinapsis de tus nervios y regula el crecimiento, la supervivencia y la adaptación de las neuronas existentes. También auxilia a estimular el metabolismo de tu cerebro al aportar la energía que tus neuronas necesitan para funcionar adecuadamente.

Debido a que la insulina es fundamental para el funcionamiento adecuado del cerebro, los niveles anormales de esta importante hormona pueden conducir a la pérdida de la memoria y al deterioro cognitivo. Los niveles de insulina pueden disminuir como consecuencia natural del envejecimiento; también aumentar como parte de una condición llamada resistencia a la insulina, en la que el cuerpo produce esta hormona, pero no puede procesarla, lo que lleva a elevar los niveles en la sangre. Hay estudios que muestran que tanto la deficiencia de insulina como la resistencia a la insulina, pueden contribuir al deterioro cognitivo y a la degeneración de las células nerviosas de tu cerebro, especialmente cuando estas condiciones se relacionan con el desarrollo del Alzheimer. Las personas en las primeras etapas del Alzheimer a menudo tienen niveles bajos de insulina en el cerebro y el líquido cefalorraquídeo; conforme progresan los síntomas, también siguen bajando los niveles de insulina. Se ha visto que las personas con diabetes son de 100 a 150 % más propensos a desarrollar cualquier tipo de demencia, y 50 a 100 % más propensos de desarrollar Alzheimer. Las investigaciones también muestran que incluso en la gente que no tiene diabetes, los niveles elevados de azúcar (un síntoma de resistencia a la insulina) y el poco control glucémico están relacionados con el deterioro cognitivo.

Aunque los científicos no saben con seguridad cuál es el mecanismo exacto que produce la relación entre la resistencia a la insulina y el Alzheimer, sospechan que tiene que ver con la conexión entre la insulina y la proteína beta-amiloide, una sustancia que en pequeñas cantidades puede estimular la memoria, pero en altas cantidades puede contribuir al desarrollo del Alzheimer. Los investigadores han observado que la misma enzima degrada tanto la insulina como la proteína beta-amiloide. En niveles elevados (como en la resistencia a la insulina), la insulina es procesada y removida por esta enzima degradadora (EDI), lo cual deja menos enzima para descomponer la proteína beta-amiloide. Como resultado, la proteína beta-amiloide aumenta a niveles patológicos que pueden ocasionar el deterioro de la memoria, daño oxidativo y formación de placas insolubles. En otras palabras, los niveles altos de insulina inhiben la degradación de la proteína beta-amiloide, lo cual contribuye potencialmente al desarrollo del Alzheimer.

Como todas las hormonas, la insulina debe mantenerse

a niveles óptimos, ni demasiado alta, ni demasiado baja, para evitar una disfunción cognitiva. Los niveles bajos de insulina también se relacionan con la pérdida de la memoria. Hay estudios que muestran que en los pacientes de Alzheimer que presentaron bajos niveles de insulina, la terapia de insulina a corto y largo plazo mejoró la memoria y el funcionamiento cognitivo. Aunque falta investigación para determinar si la terapia de insulina aporta beneficios a las personas que sufren de pérdida de memoria como consecuencia de la diabetes, los niveles altos de glucosa en la sangre o el envejecimiento, los resultados tempranos son prometedores.

SÍNTOMAS DE DEFICIENCIA DE INSULINA

- Pérdida ósea
- Fatiga
- Depresión
- Insomnio

SÍNTOMAS DE EXCESO DE INSULINA / RESISTENCIA A LA INSULINA

- Acné
- Aceleramiento del proceso de envejecimiento
- Asma
- Presión sanguínea alta
- Colesterol alto
- Triglicéridos altos
- Cáncer de mama
- Cáncer de colon

- Infertilidad
- Insomnio
- Depresión y cambios de humor
- Síndrome de intestino irritable
- Niveles de estrógeno demasiado bajos
- Migrañas
- Enfermedad cardiaca
- Acidez
- Osteopenia/osteoporosis
- Aumento de peso

MELATONINA

Es una hormona que produce principalmente la glándula pineal. Su función principal es ayudarte a regular tus ritmos circadianos: en particular tu ciclo de veinticuatro horas de sueño y vigilia. Estudios recientes indican que la melatonina también está involucrada en los mecanismos de conciencia, memoria y estrés de tu cuerpo. Investigaciones en animales indican que la melatonina puede ayudar a proteger tus neuronas de los efectos tóxicos del cobalto, un metal pesado, y de la proteína beta-amiloide, dos sustancias que contribuyen al desarrollo del Alzheimer. Además, los niveles de melatonina bajos están relacionados con los desórdenes de sueño crónicos y el insomnio, problemas que pueden contribuir mucho a la pérdida de la memoria, como leerás en el capítulo 6. Aunque los pacientes con Alzheimer siempre muestran menores niveles de esta importante hormona, todavía tiene que investigarse más para determinar si el reemplazo de melatonina puede ser un tratamiento ventajoso para el Alzheimer y otras formas de deterioro cognitivo.

SÍNTOMAS DE DEFICIENCIA DE MELATONINA

- Insomnio
- Sistema inmune en riesgo

HORMONAS DE LA TIROIDES

La glándula tiroides produce dos hormonas importantes: triyodotironina (T3) y tiroxina (T4), ambas involucradas en la regulación del metabolismo y el crecimiento. Tu cuerpo produce casi veinte veces más T4 que T3, aunque la T3 se considera cinco veces más activa que la T4. De manera que la mayor parte de la T4 se convierte en T3 en tu hígado y tus riñones. Cuando tu cuerpo obtiene demasiada T4 por medio de la dieta o los suplementos, la T4 también puede convertirse T3 reversa, que es una forma inactiva (almacenada).

Tanto la producción de T3 como de T4 está regulada por la hormona estimulante de tiroides (TSH), que se produce en tu glándula pituitaria. Como la mayoría de las hormonas, las T3, T4 y TSH disminuyen con la edad, aunque los niveles anormales también pueden ser resultado de varias causas, incluyendo desórdenes autoinmunes, cirugías de la tiroides, medicamentos y una terapia inadecuada de reemplazo de hormonas.

FUNCIÓN EN LA MEMORIA Y LA COGNICIÓN

Los científicos han observado que el hipotiroidismo (bajo funcionamiento de la tiroides) puede conducir a la generación de células nerviosas deficientes en el hipocampo (el centro de la memoria del cerebro), alteraciones del comportamiento y déficit cognitivo. Las hormonas de la tiroides sirven para apoyar la potenciación a largo plazo (LTP), un proceso mediante el cual se forman los recuerdos; estudios en animales indican que los niveles bajos de hormonas de la tiroides se relacionan con una discapacidad de LTP y, por lo tanto, de la memoria. Además, hay pruebas que indican que las hormonas de la tiroides influyen en la maduración del sistema colinérgico, que ayuda a regir el proceso de aprendizaje. Por otro lado, se cree que los niveles de hormona estimulante de tiroides (TSH) bajos indican el riesgo de demencia vascular.

Aunque falta hacer más investigaciones sobre los beneficios de la terapia de reemplazo de las hormonas de la tiroides para la memoria y la cognición, los estudios preliminares indican que la terapia de reemplazo de T4 puede estimular la habilidad de aprendizaje y los recuerdos.

ALGUNOS SÍNTOMAS DE DEFICIENCIA DE LAS HORMONAS DE LA TIROIDES

- Manos y pies fríos
- Depresión
- Congestión
- Fatiga
- Disminución del deseo sexual
- Retención de líquidos

- Colesterol alto
- Irregularidades en la menstruación
- Niveles de insulina altos
- Voz rasposa y áspera
- Calambres musculares, dolor o debilidad
- Hipoglucemia (azúcar en la sangre baja)
- Mala circulación
- Disminución del apetito
- Insomnio
- Baja frecuencia cardiaca
- Piel áspera y seca
- Intolerancia al frío
- Pérdida de vello (en cantidades variables) en piernas, axilas y brazos
- Cuerpo adolorido, en especial piernas, pies, manos y abdomen
- Aumento de peso

VITAMINA D

La D en realidad no es una vitamina, sino una prohormona: una sustancia matriz o "precursora" a partir de la cual se pueden sintetizar hormonas. Muchas fuentes alimenticias son ricas en ésta, incluyendo el pescado y el aceite de hígado de pescado, el camote y los lácteos, pero también puede producirse en tu cuerpo cuando tu piel se expone al sol. Las función principal de esta sustancia es ayudar a tu cuerpo a absorber el calcio y mineralizar (endurecer) el hueso. Los receptores de vitamina D se encuentran en todo tu cuerpo: en tus huesos, intestinos y, quizá más especialmente, en tu cerebro.

Desempeña un papel en la regulación de las transmisiones nerviosas, estimulando la generación de células nerviosas. Hay estudios que sugieren que la vitamina D, por lo tanto, puede proteger contra los desórdenes neurodegenerativos, incluyendo el Alzheimer. Aunque tiene que averiguarse más, algunos estudios iniciales indican que los niveles bajos de vitamina D pueden estar relacionados con la discapacidad cognitiva y el deterioro de la memoria espacial. Otros estudios muestran que el aumento en el consumo de vitamina D ayuda a mejorar el desempeño y las habilidades cognitivos.

SÍNTOMAS DE DEFICIENCIA DE VITAMINA D

· Fatiga
· Dolor de músculos o huesos

HORMONA PARATIROIDES

La hormona paratiroides (PTH) se produce en las cuatro glándulas del mismo nombre que están en tu cuello. Aunque la función principal de ésta es controlar los niveles de calcio en la sangre, la sobreproducción de la hormona paratiroides (hiperparatiroidismo) se relaciona a menudo con la demencia. En pacientes que sufren hiperparatiroidismo, la terapia puede mejorar o detener la pérdida de la memoria.

SÍNTOMAS DE EXCESO DE
HORMONA PARATIROIDES

· Dolor abdominal
· Fatiga o extenuación
· Dolor en huesos o articulaciones
· Piedras en el riñón
· Depresión
· Micción excesiva
· Náusea o vómito
· Osteoporosis o huesos frágiles

LEPTINA

Se produce en las células de grasa del cuerpo. Su función principal es regular el apetito y el consumo de energía, pero los científicos creen cada vez más que también desempeña un papel en el aprendizaje, la memoria y el desarrollo cerebral. Aunque la mayor parte de los receptores de leptina se encuentran en el hipotálamo, la parte de tu cerebro que controla el metabolismo, también hay un gran número de receptores de leptina en el neocórtex y el hipocampo, dos áreas del cerebro responsables de la consolidación y el mantenimiento de la memoria a largo plazo. Esto indica que la leptina contribuye en este proceso de formación de la memoria, una idea que se justifica en estudios que muestran que los pacientes con Alzheimer a menudo muestran niveles bajos de esta hormona en comparación con un grupo de control. Otros estudios aseguran que lo contrario también es verdad: que los pacientes viejos con altos niveles de leptina muestran consistentemente menos deterioro cognitivo. Tiene que hacerse más investigación para determinar su el reemplazo de leptina sería ventajoso para el tratamiento de deterioro cognitivo.

SÍNTOMAS DE DEFICIENCIA DE LEPTINA

Debido a que hay relativamente poca investigación sobre la leptina, la medicina no ha establecido aún los síntomas definitivos relacionados con la deficiencia de leptina; el aumento de peso quizá sea el síntoma más conocido.

DIAGNÓSTICO DEL DESEQUILIBRIO HORMONAL

Basado en lo que acabas de leer, si sospechas que tienes un desequilibrio hormonal, o que estás en riesgo de desarrollar uno, es hora de tomar medidas. Primero, consulta a tu médico para que te dé más instrucciones. Lo más probable es que te aconseje someterte a una prueba de hormonas para tener un mejor panorama de cuáles te faltan y cuáles tienes en exceso. Sólo determinando los niveles específicos de tus hormonas, tu doctor puede crear una terapia de reemplazo que sea adecuada para tus necesidades.

Los niveles de hormonas deben evaluarse antes de iniciar un reemplazo y volver a evaluarse tres meses después. En adelante, los niveles deben revisarse rutinariamente o como lo prescriba tu médico.

En esta sección, describiremos los tres métodos más

comunes que se utilizan para probar los niveles hormonales y desequilibrios.

ANÁLISIS DE SALIVA

La prueba salival es el método de diagnóstico hormonal más frecuentemente y recomendado por los médicos. Está disponible para las tres formas de estrógeno, la progesterona, la testosterona, el cortisol y la DHEA, y mide el nivel de las hormonas "libres" en tu saliva, es decir, la cantidad precisa de cada hormona que se considera activa y disponible para uso inmediato. En contraste con la prueba en suero (sangre), la salival refleja los niveles de hormonas en todo el cuerpo. Se ordena por internet fácilmente, son cómodas y no invasivas; llevas a cabo la prueba en la intimidad de tu casa y después envías las muestras al laboratorio para que te den resultados de forma rápida y precisa.

ANÁLISIS DE ORINA

Éste es otro excelente método para evaluar tu funcionamiento hormonal. A igual que la prueba salival, ofrece una manera simple y no invasiva de evaluar tus niveles de hormonas libres con el tiempo. El procedimiento es sencillo. Te pedirán que recojas toda tu orina en un contenedor especial durante un periodo de veinticuatro horas. Después de que haya pasa ese periodo, enviarás la muestra al laboratorio para que la analicen.

Una ventaja de esta prueba es que además de medir los niveles de hormonas libres, también mide la cantidad de metabolitos o productos del análisis de varias hormonas sexuales. Esto permite que tu doctor tenga un panorama más completo de cómo se producen y se usan tus hormonas, no sólo de tu sistema endócrino, sino también de los órganos y glándulas periféricos.

ANÁLISIS DE SANGRE

A diferencia de los análisis de saliva y de orina, el de sangre mide el volumen total de los niveles de ciertas hormonas tanto libres como "ligadas" (almacenadas o no disponibles) en tu torrente sanguíneo. Debido a que algunos análisis de sangre no diferencian entre las formas libres y las ligadas, y como sólo miden estos niveles en un solo momento, su eficacia para medir el cortisol y las hormonas sexuales es limitada. Esta prueba se usa a menudo para evaluar las hormonas de la tiroides, la pregnenolona y la insulina. La mayor parte de los análisis de sangre sólo requieren una toma.

OPCIONES PARA TRATAR EL DESEQUILIBRIO HORMONAL

La tecnología científica se ha desarrollado hasta un punto en el que ahora es viable rectificar los desequilibrios hormonales. Si el análisis muestra una deficiencia o un exceso, es posible que tu doctor recomiende que consideres una terapia de reemplazo hormonal (TRH). Al optimizar tus niveles, estarás mejor equipado para evitar la pérdida de la memoria y el deterioro cognitivo.

Hasta hace unas décadas, la única terapia hormonal disponible en Estados Unidos era el reemplazo con hormonas sintéticas.

TERAPIA DE REEMPLAZO CON HORMONAS SINTÉTICAS

Son hormonas que se producen en el laboratorio e imitan los efectos de las hormonas que existen naturalmente en tu cuerpo. Aunque los efectos pueden ser similares, una hormona sintética tiene una estructura química muy diferente.

Debido a que las hormonas sintéticas no son equivalentes a las que tu cuerpo produce, los beneficios son limitados. De hecho, las pruebas muestran que las hormonas sintéticas incluso pueden ser dañinas. En 2002, el programa financiado por el gobierno Women's Health Initiative publicó un estudio que indicaba que las hormonas sintéticas aumentaban el riesgo de enfermedad cardiaca, osteoporosis y ciertos tipos de cáncer en las mujeres que no han tenido una histerectomía. Otros estudios de seguimiento confirmaron los descubrimientos de la Women's Health Initiative y además apuntaron que la mitad de las mujeres que se sometían a terapia de reemplazo con hormonas sintéticas abandonaban el tratamiento luego de un año debido a los desagradables efectos secundarios.

Afortunadamente, hay una alternativa a la terapia de reemplazo con hormonas sintéticas.

TERAPIA DE REEMPLAZO CON HORMONAS
NATURALES O BIOIDÉNTICAS

Como las hormonas sintéticas, muchas naturales en realidad se elaboran en el laboratorio. La diferencia entre ambos tipos viene de que las naturales son bioidénticas, es decir, sus estructuras químicas son exactamente las mismas a las que produce nuestro cuerpo. Como resultado, nuestro cerebro y otros órganos aceptan y usan estas hormonas bioidénticas con más facilidad, por lo que la mayoría de los médicos las recomiendan.

Sin embargo, no se trata simplemente de usar hormonas bioidénticas en lugar de sintéticas. Una sola talla no le queda a todos. En el pasado, los especialistas asumieron que una dosis estándar era adecuada para rectificar cualquier desequilibrio hormonal. Este enfoque podía hacer más mal que bien. Más bien, en la sección de Recursos puedes encontrar un doctor que adecúe tu terapia de reemplazo hormonal con hormonas naturales a tus necesidades específicas, con el uso de hormonas compuestas (calibradas individualmente) derivadas de extractos de plantas. Tu respuesta hormonal es tan única como tus huellas digitales. Los requerimientos hormonales de cada persona son diferentes y dependen de varios factores, incluyendo el perfil genético, el nivel de estrés, la condición de salud, el ambiente, los suplementos alimenticios y la dieta. Sólo personalizando tu terapia hormonal a tus necesidades específicas puedes conseguir los resultados que requieres para remediar y prevenir la pérdida de la memoria.

CONCLUSIÓN

Después de haber leído este capítulo, tienes una mejor comprensión de lo importantes que son las hormonas para el funcionamiento adecuado de tu cerebro y lo que puede ocurrir si éstas se desequilibran. Debido a que tus hormonas son fundamentales para mantener y soportar tus habilidades cognitivas, un exceso o una deficiencia de estos químicos esenciales puede tener consecuencias graves para tu agudeza mental. La pérdida de la memoria puede ser con frecuencia un síntoma de desequilibrio hormonal. Afortunadamente, ahora es posible rectificar estos desequilibrios, y la pérdida de la memoria que se relaciona con ellos, por medio del buen uso de una terapia de reemplazo hormonal con hormonas naturales. ¡Consulta a tu médico para iniciar un régimen que puede tener enormes beneficios para tu mente!

¿Tu pérdida de la memoria está causada por una inflamación?

Esta prueba está diseñada para ayudarte a determinar si una inflamación pudiera estar afectando tu memoria y cognición. Lee cada pregunta con atención y marca la casilla que mejor represente tu respuesta.

	SÍ	NO	NO SÉ
¿Sufres de gases, hinchazón o indigestión?			
¿Tienes alergia o intolerancia a algún alimento?			
¿Sufres de algún desorden gastrointestinal como inflamación o síndrome de intestino permeable?			
¿Consumes una dieta alta en azúcares y alimentos procesados?			
¿Tienes sobrepeso de nueve kilos o más?			
¿Eres propenso a las infecciones?			
¿Consumes antiácidos regularmente?			
¿Fumas?			
¿Consumes suplementos de estrógeno orales?			
¿Estás expuesto a metales pesados regularmente (aluminio, mercurio, plomo)?			

Si respondiste "sí" a alguna de estas preguntas, ¡tu pérdida de memoria puede ser resultado de una inflamación crónica!

5

Inflamación

LA INFLAMACIÓN CRÓNICA O A LARGO PLAZO ES LA CUL-pable de muchos casos de deficiencia en la memoria. La inflamación es esencialmente una respuesta inmune, la manera en que tu cuerpo se defiende contra un daño: infecciones bacterianas, toxinas o traumatismos. Cuando es adecuado, la inflamación es un proceso que le permite a tu cuerpo curarse. Pero a largo plazo, puede dañar tus neuronas, dificultándoles que funcionen como deben y conllevando a la deficiencia en la memoria y la cognición.

Para comprender cómo sucede, veamos con detalle el proceso inflamatorio. Hay de dos tipos: aguda y crónica. La inflamación aguda, o a corto plazo, ocurre como reacción a una herida o amenaza inmediata. Segundos después de que te cortas un dedo, por ejemplo, tu cuerpo libera ciertas sustancias, incluyendo la histamina, la bradicinina, las citoquinas y las prostaglandinas. Estos químicos median o regulan la respuesta inflamatoria, amplían tus vasos sanguíneos y envían glóbulos sanguíneos, proteínas y otros compuestos curativos a la zona afectada para reparar el daño. En particular, los glóbulos blancos de la sangre, los defensores naturales de tu cuerpo, se reúnen para atacar invasores (bacterias o toxinas) y para neutralizar o "comerse" las células muertas y dañadas, erradicando así la amenaza. Debido al aumento del flujo sanguíneo, la zona alrededor de la cortada se hincha y enrojece y sientes calor y dolor cuando el tejido inflamado ejerce presión sobre tus nervios. Esta ligera incomodidad es una buena señal: significa que el daño está aislado y se está reparando, permitiendo que un tejido nuevo y sano ocupe su lugar.

La inflamación aguda es un suceso benéfico y bien dispuesto que sólo continúa durante el tiempo que le toma proteger a tu cuerpo de más daño e iniciar el proceso de reparación. Por el contrario, la crónica (a largo plazo) ocurre cuando la inflamación aguda no consigue curar o solucionar una herida, o como respuesta al daño progresivo o a la exposición prolongada a una sustancia tóxica. A veces, la inflamación crónica puede ocurrir incluso cuando no hay ningún agente dañino o invasivo presente, ya que tu cuerpo sigue tratando de defenderse contra la amenaza que percibe, a pesar de que no exista y termina atacando y destruyendo su propio tejido, tanto el dañado como el sano.

Los resultados pueden ser devastadores para tu cerebro. Esencialmente, cualquier inflamación en tu cuerpo puede causar indirectamente inflamación en el cerebro. Esto se debe a que las citoquinas y otras sustancias localizadas (en el tracto gastrointestinal, por ejemplo) pueden viajar a través del torrente sanguíneo al sistema nervioso central, donde estimulan la producción de nuevas citoquinas que viajan al cerebro. Ahí, empiezan una nueva inflamación, ocasionando daños en tus neuronas que pueden conllevar la pérdida de la memoria, el deterioro cognitivo e incluso problemas psicológicos como la depresión.

El cuestionario al inicio del capítulo está diseñado para ayudarte a determinar si una inflamación crónica está afectando tu memoria y concentración. Si respondiste "sí" a alguna de estas preguntas, es posible que estés sufriendo de inflamación crónica y, por lo tanto, de deterioro cognitivo relacionado con la inflamación. Este capítulo te instruirá en los síntomas, las causas y los factores de riesgo de la inflamación crónica para que seas más capaz de tratar o prevenir esta debilitante enfermedad. A su vez, al reducir o protegerte de la inflamación, puedes reducir o protegerte potencialmente del deterioro cognitivo.

Para aprender cómo reconocer una inflamación crónica, primero debes poder identificar los síntomas más comunes relacionados con esta condición.

SÍNTOMAS

Debido a que a menudo afecta los órganos internos, la inflamación crónica por lo general carece de los síntomas obvios que caracterizan a la inflamación aguda (enrojecimiento, hinchazón). Además, sus indicios pueden no ser específicos, lo que quiere decir que ocurren en varios desórdenes o enfermedades, y pueden variar de acuerdo con la zona del cuerpo afectada.

Además de la deficiencia de la memoria o del deterioro cognitivo, hay muchas otras señales que pueden apuntar a la inflamación crónica. Abajo, encontrarás una lista de síntomas generales, seguida de categorías más específicas que pueden aparecer dependiendo del tipo de desorden inflamatorio que experimentes y del área del cuerpo afectada.

SÍNTOMAS GENERALES DE
INFLAMACIÓN CRÓNICA

- Dolores y malestares corporales
- Diarrea crónica
- Ojos secos
- Rigidez en las articulaciones
- Congestión nasal
- Retención de líquidos
- Falta de aire
- Articulaciones hinchadas
- Indigestión crónica
- Frecuentes infecciones
- Brotes en la piel
- Aumento de peso/obesidad

SÍNTOMAS DE ALERGIA O RESPIRATORIOS

- Asma
- Bronquitis (recurrente)
- Comezón en la piel, los ojos y la nariz
- Dolor o debilidad en músculos o articulaciones
- Ardor o cosquilleo en las extremidades
- Sensibilidad química
- Tos
- Congestión nasal
- Náusea
- Falta de aire
- Fatiga
- Sinusitis (infección sinusal)
- Fiebre del heno
- Dolor de garganta

- Dolor de cabeza
- Temblores

SÍNTOMAS COGNITIVOS Y EMOCIONALES

- Ansiedad
- Confusión
- Delirio
- Alucinaciones
- Hiperactividad
- Incapacidad para concentrarse
- Irritabilidad
- Cambios de humor
- Depresión
- Desorientación
- Nerviosismo
- Comportamiento obsesivo-compulsivo

SÍNTOMAS GASTROINTESTINALES

- Hinchazón
- Intolerancia a la lactosa
- Cólicos
- Deficiencias vitamínicas
- Calcio
- Diarrea
- Dispepsia
- Sensibilidad a la comida
- Gases
- Acidez
- Pérdida de peso

- Aumento de peso
- Aumento del reflujo

CAUSAS Y FACTORES DE RIESGO

La inflamación se considera un factor subyacente de muchos problemas de salud graves, incluyendo la artritis reumatoide, el lupus, la cardiopatía, la obesidad, la diabetes tipo 2 e incluso el cáncer. A su vez, la misma inflamación crónica puede estar causada por numerosas enfermedades y desórdenes. Más adelante, encontrarás muchas de las principales causas y factores de riesgo de la inflamación crónica. Aunque a menudo puede ser difícil aislar la fuente precisa de la inflamación (en particular porque los científicos siguen tratando de comprender la importancia completa de este problema), al identificar algunas de las causas mejor conocidas, este capítulo te preparará para tomar medidas para tratarlas o prevenirlas.

ALERGIAS E INTOLERANCIAS ALIMENTICIAS

Las intolerancias alimenticias pueden ser una fuente importante de inflamación crónica, en particular si no se les reconoce durante largos periodos de tiempo. Más del 60% de los estadounidenses sufren algún tipo de reacción a la comida, desde la sensibilidad a la (síntomas ligeros), la intolerancia (síntomas moderados) a la alergia (síntomas graves). Debido a que a menudo hay confusión entre el público sobre las diferencias entre las alergias y las intolerancias, es útil explicar qué son estas dos reacciones.

Una alergia a la comida ocasionará que tu sistema inmune reaccione inmediata y gravemente como respuesta incluso a la más pequeña partícula de la sustancia ofensiva: la boca puede cosquillearte o hincharse, o puedes tener urticaria, vómito o náuseas. En casos extremos, puedes tener anafilaxis, una condición a veces fatal que se caracteriza por presión sanguínea muy baja e incapacidad para respirar.

Por el contrario, con la intolerancia es menos probable que haya amenazas a la vida, se desarrollan gradualmente con el tiempo, a menudo como resultado de una ausencia de la enzima digestiva adecuada. La intolerancia a la comida se considera un desorden autoinmune. Es decir, mientras que en la alergia tu sistema inmune ataca un nutriente que por lo general ignoraría, en la intolerancia, cuando comes un alimento problemático, tu sistema inmune ataca al cuerpo mismo.

En las personas que sufren de intolerancia al gluten o su pariente más grave, la enfermedad celíaca, el consumo de esta sustancia (una proteína que se encuentra en el trigo, el centeno y la cebada) ocasiona que el sistema inmune destruya partes del intestino delgado y del tracto gastrointestinal (TGI). Esta destrucción activa una inflamación como respuesta de tu sistema inmune que trata de arreglar el daño; a menos que el gluten se remueva rápidamente de la dieta, la inflamación puede volverse crónica.

Aunque los problemas digestivos (incluyendo la diarrea, los cólicos, la hinchazón y la indigestión) por lo general son las primeras señales de la inflamación gastrointestinal, un deterioro en la cognición no es poco común; los científicos todavía no comprenden qué ocasiona la intolerancia al gluten, la enfermedad celíaca y los problemas neurológicos y psiquiátricos, pero algunos sospechan que la culpa yace en las deficiencias nutricionales causadas porque el daño en el tracto gastrointestinal disminuye su habilidad para absorber nutrientes. Sin los sustentos necesarios, las neuronas empiezan a funcionar mal y a morir, lo cual conlleva a la pérdida de la memoria y otros problemas cognitivos.

DESÓRDENES GASTROINTESTINALES

La intolerancia al gluten y la enfermedad celíaca no son las únicas enfermedades gastrointestinales que afectan el cerebro, debido a que éste depende de que el sistema digestivo absorba y procese la energía y los nutrientes necesarios para funcionar, cualquier condición que ponga en riesgo el tracto gastrointestinal puede potencialmente poner en peligro tus habilidades cognitivas.

Una de las fuentes gastrointestinales de inflamación más comunes es la disbiosis, un desequilibrio en las bacterias del tracto digestivo. Tu intestino es hogar de más de mil especies de bacterias diferentes, cuando éstas se mantienen en las propiedades adecuadas en tu flora intestinal, llevan a cabo muchas tareas útiles: ayudan a proteger el intestino, a digerir tu comida y a apoyar tu funcionamiento inmune. Sin embargo, cuando las bacterias se desequilibran como resultado de una mala alimentación, el uso a largo plazo de antiácidos u otros medicamentos, el consumo excesivo de alcohol, bajos niveles de enzimas digestivas o de ácidos estomacales, virus y otros agentes dañinos, tu TGI se vuelve vulnerable a daño e infección. Y una vez que tu TGI se daña, tu cuerpo rápidamente empieza una respuesta inflamatoria para sanar el deterioro.

El problema es que a menudo es difícil resolver la disbiosis, así que la inflamación puede convertirse en algo crónico o en un problema prolongado. La disbiosis se ha relacionado con otros tres desórdenes gastrointestinales debilitantes: el síndrome de intestino permeable, la enfermedad inflamatoria del intestino (IBD) y la colitis ulcerosa. Si sufres de cualquiera de estos problemas, esencialmente tienes una condición inflamatoria crónica, ya que las tres se caracterizan por una inflamación considerable del tracto gastrointestinal. El síndrome de intestino permeable puede ser particularmente preocupante para la cognición, lo que permite que las toxinas y otras sustancias dañinas viajen a través del torrente sanguíneo y causen una inflamación sistémica. Esto quiere decir que la inflamación relacionada con los desórdenes gastrointestinales no es localizada; suele extenderse a todas las áreas de tu cuerpo, incluyendo tu cerebro, donde puede infligir un daño grave.

METALES PESADOS Y OTRAS TOXINAS

Los metales pesados y otras toxinas pueden dañar directamente tu habilidad para pensar y recordar información. También impactan indirectamente en la cognición al contribuir con la inflamación crónica, ya que cualquier sustancia extraña que se introduzca en tu cuerpo puede iniciar una respuesta inmune grave. Los agresores particularmente infames incluyen los metales pesados como el aluminio, el arsénico, el plomo y el mercurio. Debido a que estos metales son extremadamente tóxicos y causan daños a tu corazón, riñones, sistema inmune, huesos y nervios, tu cuerpo los trata como invasores e inicia una respuesta inflamatoria que se puede volver crónica si no erradicas estas sustancias rápidamente de tu sistema.

INFECCIONES

Cuando te infecta una bacteria, un virus, un hongo o un parásito, tu cuerpo inicia una respuesta inflamatoria para combatir al intruso. Desafortunadamente, las infecciones a veces son difíciles de erradicar; en estos casos, se desarrolla una inflamación crónica mientras tu cuerpo trata de deshacerse del enemigo. Los ejemplos de infecciones que ocasionan inflamación incluyen:

· **Parasitarias**: Parásitos microscópicos que pueden alojarse en las paredes intestinales, donde se reproducen y desarrollan hasta que se vuelven plagas extendidas que causan inflamación y perturban los procesos digestivos normales. Las más comunes incluyen las infecciones de giarda, *Entamoeba histolytica*, cyclospora o cryptosporidium.

· **Por levadura**: Las levaduras del género Candida están entre los miles de millones de microorganismos que se encuentran en las membranas mucosas del cuerpo (en la boca, la garganta, el tracto digestivo y los genitales). Por lo general, el crecimiento de éstas (que en realidad son hongos) está controlado por varios factores del cuerpo, pero ciertas circunstancias (incluyendo el consumo de alcohol, el uso de ciertos medicamentos, la exposición a químicos y toxinas, el embarazo y el estrés crónico) pueden ocasionar que aumenten más allá de los niveles saludables. Aunque comúnmente se les asocia con las infecciones vaginales, las infecciones por levaduras pueden desarrollarse tanto en hombres como en mujeres y en muchas zonas del cuerpo (boca, tracto urinario, estómago). No siempre se limitan a una sola ubicación, pueden extenderse a través del torrente sanguíneo, produciendo infecciones sistémicas que afectan la sangre, el esófago, los ojos, el corazón, los riñones, el hígado, la piel y el bazo. Incluso pueden montar residencia en el tracto gastrointestinal, donde pueden contribuir al desarrollo de síndrome de intestino permeable y otras enfermedades digestivas. A donde quiera que van, la respuesta es la misma: se desarrolla una inflamación para contener el crecimiento desenfrenado de levaduras.

· **Enfermedad de Lyme:** Es una infección de la bacteria *Borrelia burgdorferi*, comúnmente esparcida por las pulgas y otros insectos. Si no se trata, la bacteria puede multiplicarse y viajar a través del torrente sanguíneo a lugares fuera de la zona de infección original, invadiendo y dañando potencialmente tendones, músculos, el corazón y el cerebro. En respuesta a este deterioro, se desarrolla una inflamación que a menudo se vuelve crónica, ya que la infección es difícil de eliminar si no se trata inmediatamente.

ESTRÉS OXIDATIVO

El estrés oxidativo es un tipo de estrés psicológico causado por compuestos inestables de oxígeno llamados radicales libres. Por lo común, unas moléculas especiales antioxidantes ayudan a contener y neutralizar los radicales libres, manteniéndolos a niveles adecuados. En pequeños volúmenes, los radicales libres incluso llevan a cabo algunas funciones útiles: ayudan en la síntesis hormonal, la producción de energía y la transmisión de señales en las neuronas. Pero cuando el número de radicales libres de tu sistema aumenta, debido a la edad, el estrés, la radiación y la exposición a toxinas (alcohol, cafeína, azúcar, humo del cigarro, metales pesados, pesticidas y otros contaminantes ambientales), estas moléculas se vuelven peligrosas, pues atacan y destruyen células y tejido en todo el cuerpo. Como resultado, se inicia una inflamación para reparar el daño.

Independientemente de sus efectos inflamatorios, el estrés oxidativo se ha relacionado con el desarrollo de muchas enfermedades graves debido a que tiende a interrumpir la transmisión de señales entre las células. En particular, el estrés oxidativo está involucrado en muchos desórdenes neurodegenerativos, incluyendo el mal de Parkinson, el Alzheimer, la enfermedad de Lou Gehrig (ALS) y la enfermedad de Huntington.

AUMENTO DE PESO U OBESIDAD

Aunque parezca extraño, tener sobrepeso u obesidad puede contribuir a la inflamación crónica. Contrario a la creencia popular, el tejido adiposo (células de grasa) no está sólo ahí haciéndote ver gordo, en realidad lleva a cabo varias tareas; entre otras cosas, libera citoquinas, moléculas especiales que pueden iniciar una inflamación. Mientras más citoquinas se liberen, más intensa (y crónica) es la inflamación.

A su vez, esta inflamación puede evitar que tu cerebro responda a las hormonas reguladoras del metabolismo y el peso, incluyendo la leptina, la insulina y el cortisol. Por lo tanto, aumentas de peso y desarrollas aun más tejido adiposo, elevando la producción de citoquinas. El resultado es un círculo vicioso de aumento de peso e inflamación del que puede ser difícil escapar.

ORAS CAUSAS Y FACTORES DE RIESGO
DE LA INFLAMACIÓN CRÓNICA

Como puedes ver, hay muchas causas y factores de riesgo para la inflamación, y se descubren más cada día. Además de los problemas que ya discutimos, varios factores pueden desempeñar un papel en el inicio o el desarrollo de una inflamación. Entre ellos:

- **Desequilibrio de ácidos grasos**: Una deficiencia de omega-3 (que comúnmente se encuentran en el aceite de pescado) o un exceso de omega-6 (presentes en el aceite de coco, soya y canola) pueden aumentar la inflamación.
- **Terapia oral de estrógeno**: Puede aumentar la inflamación y los coágulos de sangre; por eso siempre debe administrarse transcutáneamente (a través de la piel).
- **Traumatismos físicos (cortadas, moretones, fracturas, etcétera)**: La inflamación crónica puede desarrollarse a partir de una respuesta inflamatoria aguda a una herida.
- **Fumar**: El cigarro y otros productos de tabaco pueden dañar tus pulmones y otros órganos, produciendo una inflamación.
- **Azúcar**: Consumir grandes cantidades de azúcar refinada puede desencadenar la liberación de citoquinas y aumentar tus niveles de marcadores inflamatorios como la proteína C reactiva (PCR) y la interleucina-6 (IL-6).
- **Cirugía**: Cualquier cosa que dañe o perturbe tus células y tejidos (ya sea una simple extracción dental o una cirugía a corazón abierto) iniciará una respuesta inflamatoria mientras tu cuerpo trata de sanar.

Es importante notar que las diferentes causas de inflamación a veces pueden estar interconectadas. Por ejemplo, la exposición a metales pesados es al mismo tiempo una fuente de inflamación en sí misma y un incitador de estrés oxidativo; el consumo de azúcar y otras sustancias dañinas puede estimular la inflamación y también contribuir al aumento de peso, una fuente separada de inflamación. Claramente, la inflamación es un proceso complicado y su importancia entera sólo se revelará con el tiempo.

DIAGNÓSTICO

La inflamación crónica rara vez se anuncia con síntomas obvios. Si crees que sufres esta enfermedad, es hora de visitar a un médico. Debido a que las causas de inflamación son tan variadas, es posible que tu doctor te prescriba una pila de pruebas para evaluar la presencia de diferentes marcadores y así poder señalar la fuente de tus problemas.

Primero, hay cuatro estudios generales para establecer si hay una inflamación presente:

- **Análisis de proteína C-reactiva (PCR)**: Este simple y común análisis de sangre mide los niveles de PCR, un marcador principal de inflamación en tu cuerpo. Niveles elevados de esta sustancia indican un estado de inflamación alto, aunque los bajos de proteína C-reactiva no descartan la presencia de una inflamación. Además de evaluar la presencia general de una inflamación, los estudios especiales de PCR se usan a menudo para evaluar el riesgo de enfermedad de la arteria coronaria, que ahora los doctores piensan que se desencadena por procesos inflamatorios.

- **Tasa de sedimentación eritrocítica (ESR)**: Este estudio mide la tasa a la que se sedimentan (o caen en el fondo de un tubo de ensayo) los eritrocitos (glóbulos rojos). Los niveles más altos indican la presencia de inflamación, ya que ciertas proteínas relacionadas con ésta ocasionarían que los glóbulos rojos se aglutinen y se hundan más rápidamente.
- **Análisis sanguíneo de insulina en ayunas**: Comúnmente usado para buscar diabetes y cardiopatía, el análisis sanguíneo de insulina en ayunas mide los niveles de insulina en tu cuerpo, una hormona que permite que proceses la glucosa (azúcar) y la conviertas en energía. La insulina puede ser un marcador de inflamación. De este modo, los niveles más altos de insulina indican la presencia de una inflamación sistémica.
- **Análisis del perfil de citoquinas inflamatorias**: Es el más completo de los exámenes; mide los niveles corporales de citoquina, las moléculas de proteína que regulan el proceso inflamatorio. Las citoquinas que evalúa incluyen interleucinas, interferones y el factor de necrosis tumoral; los niveles elevados de cualquiera de esas citoquinas pueden indicar inflamación sistémica.

Si cualquiera de estos exámenes indica la presencia de inflamación, es posible que tu médico ordene análisis más específicos para identificar la fuente del problema. Los siguientes son estudios que pueden usarse para confirmar la causa específica de tu inflamación.

ANÁLISIS DE ALERGIAS O
INTOLERANCIAS A ALIMENTOS

Actualmente, no hay pruebas científicas que puedan establecer confiablemente la existencia de una intolerancia a un alimento. La mejor forma de determinar si tienes sensibilidad o intolerancia a una sustancia es simplemente eliminarla de tu dieta para ver si desaparecen los síntomas de inflamación.

Aunque no hay una prueba estándar que confirme la alergia a un alimento, hay varios métodos disponibles. El más común es la prueba de reacción cutánea. En éste, rascan pequeñas porciones de tu piel y las exponen a varios alérgenos. Después se examina la zona para buscar hinchazón u otro síntoma de reacción. Sin embargo, una reacción positiva no es necesariamente prueba suficiente de una alergia; para confirmación, deben usarse otros métodos. Es posible que tu doctor también ordene una prueba de inmunoglobulina E (IgE) o inmunoglobulina G (IgG) para evaluar la presencia de anticuerpos que responden específicamente a alérgenos; desafortunadamente, ninguno solo de estos estudios es confiable como indicador de una alergia.

Así como con la intolerancia a un alimento, la mejor forma de probar una alergia a un alimento probablemente sea el método de eliminación. Sólo al remover una sustancia de tu dieta completamente puedes determinar si es la fuente de tu inflamación y de otras molestias de salud. Ocasionalmente, estos alimentos problemáticos incluso pueden volver a introducirse en tu dieta después de que ha pasado un periodo de tiempo suficiente.

PRUEBA DE DESÓRDENES
GASTROINTESTINALES

Debido a que sus causas exactas siguen escapándose a los científicos, puede ser difícil diagnosticar los desórdenes gastrointestinales que se caracterizan por disbiosis e inflamación, como la enfermedad inflamatoria del intestino, la colitis ulcerosa y el síndrome de intestino permeable. A menudo, se llegará al diagnóstico sólo descartando la presencia de otros desórdenes gastrointestinales (no inflamatorios), como la colitis isquémica, el síndrome de intestino irritable o cáncer de colon.

Los exámenes que pueden servir para confirmar un diagnóstico de enfermedad inflamatoria del intestino o de colitis ulcerosa incluyen:

· **Análisis de sangre**: Principalmente se usan para determinar la presencia de anemia o infección, pero también pueden utilizarse para buscar ciertos anticuerpos involucrados en tipos específicos de inflamación gastrointestinal.
· **Colonoscopía**: En este examen, un tubo delgado y flexible ajustado a una cámara minúscula se abre paso a través del colon (intestino grueso), permitiendo que tu médico vea cualquier pólipo, daño o inflamación. También pueden tomarse muestras de tejido para que las analicen en el laboratorio.
· **Tomografía computarizada** (TC): Mediante el uso de rayos x, una tomografía proporciona una imagen completa de tu abdomen y puede indicar la presencia e intensidad de una inflamación.
· **Sigmoidoscopia flexible**: En este estudio, se usa un tuvo delgado y flexible para examinar el colon sigmoide, que

es la parte del colon más cercana al recto y al ano. Debido a que no explora el colon completo, la sigmoidoscopia flexible se hace sólo cuando la inflamación es demasiado extensa como para realizar una colonoscopía con seguridad y comodidad.

· **Muestra coproparasitoscopica:** Se analiza una porción de excremento para evaluar la presencia de glóbulos blancos, indicadores de inflamación o de desequilibrios bacterianos que demuestren disbiosis. Las observaciones especializadas también pueden buscar problemas de digestión, como falta de enzimas digestivas. Las muestras de excremento también pueden usarse para descartar parásitos o levaduras como causantes potenciales de los síntomas.

· **Análisis de exposición a metales pesados y otras toxinas:** Ya que los síntomas de envenenamiento por metales pesados y otras formas de acumulaciones tóxicas no son específicos (es decir, son similares a los síntomas de otros desórdenes y enfermedades), puede ser difícil saber si sufres de estas condiciones y por lo tanto tomar las medidas necesarias. Cuando sea necesario, pueden realizarse análisis de sangre y orina para evaluar tus niveles de estas sustancias tóxicas.

ESTUDIOS PARA DETECTAR INFECCIONES

En general, una infección puede diagnosticarse si una prueba de sangre indica altos niveles de glóbulos blancos, la primera defensa de tu cuerpo contra las bacterias y otros agentes infecciosos. Los exámenes para confirmar la fuente específica de una infección varían dependiendo de la causa sospechosa.

Las infecciones parasitarias comúnmente se diagnostican con una muestra de excremento, para buscar la presencia de diferentes microorganismos. Las infecciones de levaduras a veces se diagnostican sólo con pistas visuales, pero la confirmación del crecimiento de Candida puede darse por medio del análisis de pruebas de excremento o por un análisis de sangre llamado Estudio de complejo inmune de Candida, que evalúa la presencia de ciertos anticuerpos que combaten específicamente las levaduras. La enfermedad de Lyme por lo general se diagnostica con la prueba ELISA (estudio de inmunoabsorción ligada a enzimas), una prueba de sangre que busca la presencia de anticuerpos cuyo propósito es combatir la *B. burgdorferi*, la bacteria que causa la enfermedad. También está disponible un nuevo estudio llamado iSpot Lyme.

PRUEBAS DE ESTRÉS OXIDATIVO

Debido a que el estrés oxidativo todavía es un tema de debate entre los investigadores, no hay una prueba clínica definitiva para medirlo. Con frecuencia los laboratorios medirán en su lugar el grado de antioxidantes del cuerpo; los niveles bajos indican que se han agotado los suministros de estas importantes sustancias en el intento por combatir un número mayor de radicales libres, la causa de estrés oxidativo. Los antioxidantes que se miden incluyen al glutatión (GSH), glutatión peroxidasa (GPx) y el superóxido dismutasa (SOD).

PRUEBAS DE OBESIDAD

La mejor manera de evaluar si tienes sobrepeso u obesidad es determinar tu índice de masa corporal (IMC), una medida de la grasa corporal basada en la estatura y el peso. Para calcular tu IMC, divide tu peso en libras entre tu estatura en pulgadas, elévalo al cuadrado y multiplica este número por 703:

(tu peso) ÷ (tu estatura al cuadrado) × 703= IMC

Si el número resultante es entre 18.5 y 25, estás en un peso normal. Un IMC entre 25 y 30 se considera sobrepeso, y mayor que 30 se clasifica como obeso.

TRATAMIENTO

Afortunadamente, es posible prevenir, reducir e incluso erradicar la inflamación. Lo importante es eliminar las fuentes externas de la inflamación, o tantas como puedas. Si sufres de infección, intoxicación por metales pesados o desorden gastrointestinal, habla con tu doctor para que elaboren una estrategia que te ayude a mejorar esta condición.

Más en general, ¡deshazte de esas toxinas! Limita tu exposición a los metales pesados y el fluoruro, deja de fumar y evita la radiación y la cirugía de ser posible.

RECUPERA TU SALUD DIGESTIVA

Elimina de tu dieta cualquier toxina. Si sospechas que tienes una alergia o intolerancia a algún alimento o si sufres de una enfermedad digestiva causada por disbiosis, debes tomar acción inmediata para recuperar la salud de tu tracto gastrointestinal. Sigue el "Programa de las cuatro R" que desarrolló el doctor Jeffrey Bland, del Instituto de Medicina Funcional:

- Remueve la fuente de cualquier alergia, intolerancia o desequilibrio. Para estar seguro, quizá quieras eliminar de tu dieta todos los alimentos que comúnmente producen alergia, en particular alimentos con gluten o lácteos. Abstente por completo de las sustancias que pueden irritar o dañar el recubrimiento de tus intestinos, incluyendo alcohol, cafeína y medicamentos antiinflamatorios no esteroideos (aspirina, ibuprofeno, naproxeno, etcétera).
- Reemplaza el ácido estomacal y las enzimas digestivas agotados por el envejecimiento, el uso excesivo de antiácidos y la exposición a metales pesados. Los niveles bajos de ácido estomacal y enzimas digestivas pueden contribuir a la disbiosis y evitar que proceses y absorbas la comida adecuadamente. Las sustancias amargas como las hojas del diente de león, la escarola, la endivia o los extractos de jengibre, cardamomo y semilla de hinojo, pueden ayudar a reponer los suministros de ácido estomacal y enzimas digestivas.
- Repuebla las colonias bacterianas de tu intestino. Como se discutió antes, un buen equilibrio de las bacterias estomacales es esencial para asegurar la correcta digestión. Consumiendo probióticos (microbios que estimulan los niveles normales de las bacterias adecuadas) puedes recuperar la salud óptima de tu tracto gastrointestinal. Los probióticos como los *Lactobacilli* y *Bifidobacteria* se pueden encontrar en la mayoría de los yogurts o se pueden tomar por separado en suplementos. También puedes consumir

prebióticos, que son sustancias que actúan como alimento para los probióticos, y ayudan a estimular su crecimiento. Los prebióticos se pueden encontrar en la alcachofa de Jerusalén, las cebollas, los espárragos y el ajo; los suplementos prebióticos incluyen fructooligosacáridos (FOS), arabinogalactanos, inmunoglobulinas activas del suero de la leche, lactoferrina y lactoperoxidasa.

· Repara cualquier daño en el tracto gastrointestinal suministrándole nutrientes que ayuden a su recuperación. En particular, añade suplementos de glutamina a tu dieta. Este importante aminoácido protege y estimula el crecimiento del recubrimiento mucoso beneficioso que reviste tus intestinos; también ayuda a crear un favorable balance ácido alcalino en tu estómago. También puedes tratar con quercetina, vitamina A, vitamina C y vitamina E; todos estos suplementos actúan como antioxidantes y antiinflamatorios.

DIETA

Una vez que hayas recuperado el equilibrio de tu sistema digestivo, debes trabajar duro para mantenerlo. El régimen alimenticio es el principal responsable de la mayoría de los casos de inflamación, y cualquier intento de controlarla necesariamente implicará un cambio en los hábitos. Esto es particularmente necesario en las personas cuyos casos de inflamación crónica provengan de intolerancia a algún alimento o a un desorden gastrointestinal. Además de identificar y remover de tu dieta cualquier alimento problemático, ahora muchos doctores recomiendan seguir una dieta de estilo mediterráneo para una nutrición y salud óptimas. Algunos estudios han demostrado que incluso un día con la dieta mediterránea puede reducir los niveles de PCR, uno de los principales marcadores de inflamación. Además, la dieta mediterránea estimula la salud cardiovascular y la pérdida de peso.

SUPLEMENTOS

Además de mejorar tu dieta, también puedes consumir suplementos para complementar los nutrientes que combaten la inflamación. La siguiente tabla es una lista de varios suplementos que se usan comúnmente para reducir la inflamación y promover la salud general.

SUPLEMENTO	DOSIS	CONSIDERACIONES
Bromelina	250 mg dos veces al día	No la consumas si eres alérgico a la piña, de la que se deriva esta enzima
Ajo (*Allium sativum*)	400 mg dos veces al día	No lo consumas si tomas un medicamento que adelgace la sangre
Jengibre (*Zingiber officinale*)	500 mg dos veces al día	No lo consumas si tomas un medicamento que adelgace la sangre o antiinflamatorios no esteroides. Si tienes alergias o problemas del corazón, el sistema nervioso o los riñones, consulta antes a tu médico
Ginkgo (*Ginkgo biliba*)	120 mg una vez al día	No lo consumas si tomas un medicamento adelgazante de la sangre

SUPLEMENTO	DOSIS	CONSIDERACIONES
Gluco-samina	500 a 1000 mg tres veces al día	No lo tomes si eres alérgico a los mariscos. Consulta a tu médico su tienes diabetes, porque la glucosamina puede alterar tus niveles de azúcar
Extracto de semilla de uva y pygnogenol	50 mg dos veces al día	Consulta a tu médico su tienes diabetes o hipoglucemia (azúcar baja en la sangre), si tomas medicamentos para reducir el colesterol, tienes antecedentes de sangrado o problemas de coagulación o si tomas medicamentos adelgazantes de la sangre, antiinflamatorios no esteroides, antiplaquetas, medicamentos para la presión sanguínea o que estimulen o supriman el sistema inmune
Té verde o extracto de té verde	Una taza tres veces al día (té) o 250 mg una o dos veces al día (extracto)	El té verde puede aumentar el riesgo de sangrado si tomas aspirina u otros medicamentos adelgazantes de la sangre. Si el té te causa acidez o reflujo, tómalo con una comida
Metilsul-fonilmetano (MSM)	1000 a 3 000 mg tres veces al día*	Consulta a tu médico si tienes alguna enfermedad en el riñón, hígado o úlcera. En altas dosis puede mermar las vitaminas del complejo B de tu cuerpo
Cardo mariana (*Silybum marianum*)	100 a 200 mg dos veces al día	Puede reducir la efectividad de las píldoras anticonceptivas

SUPLEMENTO	DOSIS	CONSIDERACIONES
Ácidos grasos omega-3 EPA/ DHA (aceite de pescado)	2 000 a 10 000 mg una vez al día	No consumas más de 4 000 mg si también estás tomando un medicamento adelgazante de la sangre; los ácidos grasos omega-3 pueden aumentar los efectos
Quercetina	200 a 500 mg una vez al día	Si el suplemento te causa acidez o reflujo, tómalo con una comida
Trans-resveratrol	200 mg una vez al día	Para evitar aditivos como la cafeína, busca un producto que sea 99 % trans-resveratrol
Curcuminoides	300 mg dos veces al día	Pueden ocasionar irritación estomacal o acidez; también pueden aumentar el riesgo de piedras en los riñones

EJERCICIO

Es una forma segura y barata de tratamiento antiinflamatoria. Cuando haces ejercicio, tu cuerpo libera sustancias especiales que controlan la inflamación y ayudan a reparar o regenerar el tejido. Algunos expertos creen que la falta de actividad física en la sociedad contemporánea es responsable del aumento de los casos de desórdenes inflamatorios como el asca, la cardiopatía, la diabetes y el cáncer. Es importante no excederse; demasiado ejercicio puede dañar tu cuerpo, ocasionando una respuesta inflamatoria. La clave es entrenar moderadamente; al mantener un nivel saludable de bienestar físico, puedes reducir el riesgo de inflamación crónica. Además, el ejercicio es benéfico para la cognición y la memoria.

CONCLUSIÓN

La inflamación crónica es un problema importante, que subyace bajo muchas enfermedades y desórdenes graves. Como hemos visto, también hay muchas causas y factores de riesgo que contribuyen en esta debilitante enfermedad. Aunque todavía hay muchas cosas que no conocemos acerca de los mecanismos exactos que ocasionan el proceso inflamatorio, los efectos de la inflamación crónica en la memoria y la cognición son claros y nocivos. Afortunadamente, hay muchas maneras en las que puedes reducir e incluso evitar que la inflamación crónica se establezca en el cuerpo (¡y por tanto en tu mente!). Con limitar o evitar la exposición a toxinas, comer correctamente y ejercitarte, puedes controlar el riesgo de inflamación y asegurarte de que tu mente nunca sufra por su causa.

¿Tu pérdida de la memoria es causada por el insomnio?

Esta prueba está diseñada para ayudarte a determinar si el insomnio pudiera estar afectando tu memoria y cognición. Lee cada pregunta con atención y marca la casilla que mejor represente tu respuesta.

	SÍ	NO	NO SÉ
¿Regularmente duermes menos de siete horas cada noche?			
¿Por lo general, dormir te toma más de media hora?			
¿Tienes problemas para dormir más de tres noches a la semana?			
¿Tus problemas para dormir han durado un mes o más?			
¿Despiertas varias veces a lo largo de la noche?			
Si es así, ¿después te toma mucho tiempo volver a dormir?			
¿Por lo general, en la mañana despiertas más temprano de lo que te gustaría?			
¿Todavía te sientes cansado cuando te despiertas?			
¿Tienes problemas para mantenerte despierto durante el día?			

	SÍ	NO	NO SÉ
¿Tu fatiga ha empezado a interferir con tu trabajo, tu familia o tu vida social?			
¿Estás bajo mucho estrés?			

Si respondiste "sí" a la mayoría de estas preguntas, ¡tu pérdida de memoria puede ser resultado del insomnio crónico!

6

Insomnio

COMO lo sabe cualquiera que haya pasado una noche en vela, la falta de sueño puede tener como resultado lapsus significativos en la memoria y la concentración. Pero, ¿qué pasa con tus habilidades cognitivas cuando duermes poco o muy ligero durante grandes periodos de tiempo? Actualmente, en Estados Unidos, se estima que más de un cuarto de la población ha experimentado alguna especie de insomnio, una condición que se define como dificultad para dormir o para mantenerse dormido. Y casi 10% de los estadounidenses sufren de insomnio crónico (a largo plazo). Esta cifra es alarmante. Mientras que la privación de sueño por lo general puede tener consecuencias negativas en todo tu cuerpo, un sueño pobre o inadecuado puede dañar gravemente tu concentración y memoria.

Esto es porque bajo circunstancias normales, el sueño ayuda a la consolidación de la memoria, el proceso mediante el cual los recuerdos a largo plazo se forman y estabilizan. Durante el día, puedes acumular información y experiencias nuevas, que dejan en tu cerebro un rastro neuronal (un nuevo camino entre las neuronas). El afianzamiento permite que los nuevos datos y acontecimientos se fijen en tu mente para que los puedas recordar en un momento futuro. Aunque los recuerdos se están fijando constantemente conforme asimilas nueva información, las investigaciones muestran que este proceso es más activo e intenso durante el sueño. Cuando duermes, tu cerebro también decide qué recuerdos conservar y cuáles descartar. Recientemente, algunos estudios han indicado que las distintas fases del sueño se relacionan con el establecimiento de diferentes tipos de recuerdos.

Además, el sueño no sólo te ayuda a asegurar tus recuerdos, sino que también dispone en principio el escenario para la formación de estos recuerdos, permitiéndote una mejor adquisición de nuevo conocimiento durante el día. Las investigaciones indican que si no has dormido, tu habilidad para aprender se reduce hasta un 40 %.

Debido a que tanto el sueño como la memoria son procesos increíblemente complejos, los científicos todavía están tratando de comprender cómo interactúan exactamente. El sueño por lo general le brinda al cuerpo la oportunidad de repararse y recuperarse. Por lo tanto, muchos creen que el sueño promueve la construcción de nuevas rutas entre tus neuronas, permitiéndole literalmente formar nuevas conexiones y asociaciones en tu mente. Al mismo tiempo, algunas investigaciones recientes indican que también ocurre lo opuesto: que mientras duermes, ciertas conexiones entre tus neuronas se debilitan o destruyen selectivamente, para que tu cerebro pueda conservar energía separando sólo los recuerdos más poderosos e importantes.

Además, el sueño promueve la producción de muchas hormonas que ayudan a mantener tu memoria; entre las que se procesan durante el sueño, está la del crecimiento, que te mantiene joven, restaurando y regenerando las células de tu cuerpo, incluyendo tus neuronas. El sueño también ayuda a reducir los niveles de radicales libres, las moléculas relacionadas con el envejecimiento que pueden dañar tus neuronas e inhibir las funciones cognitivas.

Si no duermes, tu cuerpo es menos capaz de realizar los procesos protectores y restauradores que permiten que tu cerebro consolide recuerdos. Hay estudios que han demostrado que la privación crónica de sueño aumenta los procesos de envejecimiento del cerebro y ocasionan daños en las neuronas que conducen a un deterioro grave de la memoria.

De manera que si tú o un ser querido sufren una deficiencia de memoria o concentración, puede ser resultado del insomnio crónico o de otro desorden del sueño. El cuestionario que está al principio de este capítulo está diseñado para ayudarte a determinar si éste es el caso. Si respondiste "sí" a muchas de las preguntas, es posible que la falta de sueño esté deteriorando tus habilidades cognitivas. Este capítulo te dará información sobre las causas y los síntomas del insomnio crónico y te ayudará a comprender qué puedes hacer para tratarlo. Por medio de la prevención o el alivio del insomnio crónico, podrás defenderte de la pérdida de la memoria y el deterioro cognitivo. Primero, exploremos los tipos de insomnio más importantes y sus causas.

TIPOS DE INSOMNIO

Para caracterizar el insomnio, los doctores por lo general observan su duración. Hay dos tipos principales: agudo y crónico. El agudo ocurre durante un periodo de tiempo relativamente breve. Los problemas para dormir pueden durar pocos días (una condición llamada insomnio transitorio), o hasta tres semanas (insomnio a corto plazo). El insomnio agudo es un problema temporal, ocasionado por viajes, factores ambientales, un evento traumático o estrés en casa o en el trabajo.

Por el contrario, el insomnio crónico o a largo plazo dura meses o más. A menudo, es resultado de un problema psicológico arraigado, incluyendo ciertas enfermedades, uso de medicamentos o trastornos del sueño. Debido a que este tipo puede considerarse esencialmente un síntoma de un problema médico mayor, se llama insomnio secundario. El prmario ocurre cuando el problema no está relacionado con una enfermedad subyacente, sino que con frecuencia es una reacción psicológica prolongada a una situación estresante o un trauma.

Muchos casos de insomnio agudo pueden resolverse simplemente eliminando o reduciendo los efectos de la causa inmediata de la pérdida de sueño, o mejorando las prácticas y hábitos que rodean tu rutina normal de sueño. Puedes hacer cambios en tu estilo de vida para reducir el estrés y conseguir un mejor sueño en general.

Debido a que el insomnio crónico es una condición compleja con efectos más significativos y potencialmente duraderos en tu memoria, aquí discutiremos sus causas y opciones de tratamiento.

SÍNTOMAS DE INSOMNIO CRÓNICO

Son básicamente los mismos que los de insomnio agudo, con la importante diferencia de que en el crónico los síntomas duran un periodo de tiempo mucho más largo. Entre otros, los síntomas pueden incluir:

- Fatiga
- Problemas para dormir en la noche (treinta minutos o más para quedarse dormido)
- Malestar gastrointestinal
- Desempeño disminuido a lo largo del día
- Problemas para mantenerse despierto durante el día
- Cambios de humor (irritabilidad, depresión, ansiedad)
- Dolores de cabeza por tensión
- Despertar demasiado temprano por la mañana

CAUSAS DEL INSOMNIO CRÓNICO

- Artritis
- Miedo del insomnio
- Trastorno de déficit de atención
- Problemas gastrointestinales (incluyendo acidez)
- Trastorno bipolar
- Intolerancia al gluten
- Ansiedad o depresión crónica
- Síndrome de fatiga crónica
- Desequilibrio hormonal
- Desequilibrio de los neurotransmisores
- Dolor crónico o fibromialgia
- Estrés postraumático
- Perturbación de los ciclos circadianos (ciclo de veinticuatro horas de sueño y vigilia)
- Síndrome de las piernas inquietas
- Apnea
- Síndrome de abstinencia
- Enfermedad de la tiroides

Otra fuente importante de insomnio crónico es el uso de ciertos medicamentos, incluyendo:

· Antiarrítmicos
· Anticonvulsivos
· Inhibidores de la monoaminooxidasa
· Anticonceptivos orales
· Antihistamínicos
· Supresores del apetito
· Pseudoefedrina
· Benzodiacepinas
· Inhibidores selectivos de la recaptación de serotonina (SSRI)
· Betabloqueadores
· Broncodilatadores
· Sedantes
· Cafeína
· Estatinas
· Esteroides
· Carbidopa levodopa (Sinemet)
· Diuréticos
· Descongestionantes
· Simpaticomiméticos
· Marihuana u otras drogas recreativas
· Tetrahidrozolina
· Medicamentos para la tiroides
· Antidepresivos tricíclicos

FACTORES DE RIESGO

Ciertos factores pueden contribuir al riesgo de desarrollar insomnio crónico:

- **Edad:** Las personas mayores de sesenta son más propensas al insomnio, debido a los cambios de los patrones de sueño relacionados con el cambio de sus niveles hormonales.
- **Frecuentes viajes de larga distancia:** La gente que cambia con frecuencia de zonas horarias perturba sus ciclos naturales de sueño y vigilia.
- **Género:** Las mujeres son más propensas a desarrollar insomnio que los hombres.
- **Estado mental:** Las personas que sufren depresión o trauma emocional están en mayor riesgo.
- **Turnos nocturnos:** Las personas que trabajan de noche perturban sus ciclos naturales de sueño y vigilia.
- **Estilo de vida sedentario:** La gente inactiva físicamente está en mayor riesgo.
- **Nivel de estrés:** La gente que sufre estrés crónico o intensas perturbaciones emocionales están en mayor riesgo.

DIAGNÓSTICO DE INSOMNIO CRÓNICO

Si sospechas que sufres de insomnio crónico, tu doctor por lo general te dará un cuestionario similar al del comienzo de este capítulo. El propósito es establecer las posibles causas de la prérdida de sueño y evaluar su intensidad y duración. Quizá tu médico también te recomiende que lleves un diario o un registro escrito de tus hábitos de sueño durante una semana o dos: a qué horas te acuestas y te levantas, cuánto tiempo te toma dormir, con qué frecuencia despiertas durante la noche, etcétera. También pueden prescribirte exámenes médicos para determinar si tu insomnio en realidad es síntoma de una enfermedad subyacente, como un desorden de la tiroides o un desequilibrio hormonal.

Si la fuente de tu insomnio no puede precisarse fácilmente, o si no responde al tratamiento, pueden pedirte que lleves a cabo un estudio de sueño que dura de la noche a la mañana en un centro de trastornos del sueño o laboratorio. Ahí, mientras duermes, se te someterá a una polisomnografía (PSG), un examen que mide tus signos vitales, incluyendo la actividad cerebral, movimiento ocular, ritmo cardiaco, presión sanguínea y niveles de oxígeno en la sangre. Si tu doctor sospecha que tu insomnio es resultado de la apnea, una enfermedad común en la que la respiración se interrumpe durante el sueño, también puede monitorear tu respiración alternativamente con una máquina de presión positiva continua (CPAP).

TRATAMIENTO PARA EL INSOMNIO CRÓNICO

Cualquier tratamiento debe comenzar con una evaluación de tu higiene de sueño y, de ser necesario, su alteración. Al cambiar tus hábitos (usando tu recámara sólo para dormir, eliminar o reducir estresores, evitando tanto los estimulantes como los depresores y haciendo ejercicio regularmente, por ejemplo), podrías mejorar tu calidad y cantidad de sueño y, por lo tanto, también tu memoria y concentración.

Sin embargo, para la mayoría de los casos de insomnio crónico, podría no ser suficiente con sólo cambiar tus hábitos. Afortunadamente, ahora hay una amplia variedad de opciones disponibles para la gente que sufre este padecimiento.

TERAPIA DEL COMPORTAMIENTO

Busca abordar las fuentes de insomnio por medio del cambio de comportamientos y hábitos relacionados con el sueño. Las pruebas indican que la terapia de comportamiento puede ser tan efectiva como el medicamento para remediar y prevenir el insomnio, ¡si no es que más! Esto se debe a que, a diferencia de los medicamentos, este método trata la causa del insomnio, no los síntomas. Hay muchas formas distintas de terapia de comportamiento.

TERAPIA COGNITIVO-CONDUCTUAL (TCC)

Emplea una variedad de técnicas para identificar y controlar los pensamientos y creencias negativos acerca del sueño. Para mucha gente, el insomnio se convierte en una fuente de preocupación y ansiedad en sí misma; a veces el miedo de que no vayas a poder dormir se convierte en la razón misma por la que no puedes. Un terapeuta te ayudará a aislar y analizar los pensamientos falsos o negativos que evitan que te puedas dormir, ya sea en una terapia personal o de grupo. Al reconocer y rechazar estos pensamientos, según piensan los teóricos, serás capaz de eliminar la fuente del insomnio. Para mejores resultados, la terapia se usa a menudo junto con otras técnicas de comportamiento, como la restricción del sueño o el control de estímulos.

TERAPIA DE INTENCIÓN PARADÓJICA

Como la terapia cognitivo-conductual, la terapia de intención paradójica se usa en pacientes cuyo insomnio es resultado de la ansiedad por la incapacidad de dormir. Esta teoría asevera que, ya que la preocupación por el sueño es lo que te impide dormir, tienes que eliminarla excluyendo cualquier intento de dormir. En lugar de tratar de dormir, se te pide que te metas a la cama y te quedes despierto. Al obligarte a ti mismo a vivir la experiencia que más temes (estar despierto en cama), la haces menos aterradora y, por consiguiente, evitas el insomnio reduciendo cualquier "angustia de desempeño" relacionada con quedarte dormido.

TÉCNICAS DE RELAJACIÓN Y RETROALIMENTACIÓN BIOLÓGICA

Las técnicas de relajación te enseñan a iniciar el sueño más rápido mediante el uso de métodos de visualización, técnicas especiales de respiración o tensando y relajando progresivamente diferentes grupos musculares, desde los pies hasta la cara. Algunas veces, las técnicas de relajación se hacen en coordinación con retroalimentación biológica, en la que se monitorean ciertos signos vitales (presión sanguínea, tensión muscular, actividad eléctrica en el cerebro). La idea es que al observar los cambios en tus signos vitales, aprenderás a reconocer los patrones psicológicos y las tendencias que se generan cuando tratas de relajarte, para que después seas más capaz de reproducir los procesos de relajación en tu casa, en cama.

TERAPIA DE RESTRICCIÓN DEL SUEÑO

Tiene como objetivo mejorar el insomnio recalibrando tu mecanismo de sueño homeostático o tu necesidad biológica de dormir. Esto se hace limitando la cantidad de tiempo que pasas en la cama al número aproximado de horas que normalmente puedes dormir. De esta manera, si en promedio duermes cinco horas por noche, sólo pasarás cinco horas en la cama, a pesar de la cantidad de tiempo que realmente duermas durante ese periodo. Las primeras semanas de terapia pueden ser difíciles, ya que es probable que obtengas mucho menos sueño del que estás acostumbrado a tener. Sin embargo, con el tiempo, la pérdida de sueño te cansará lo suficiente como para que te duermas más rápido y obtengas más provecho del tiempo limitado que pasas en la cama. Después de que hayas optimizado la técnica, puedes aumentar gradualmente el tiempo asignado, lo que conduce a más y mejor sueño.

TERAPIA DE CONTROL DE ESTÍMULOS

Ha demostrado ser una de las terapias de comportamiento más efectivas entre las que usualmente se usan para tratar el insomnio. En la terapia de control de estímulos, los pacientes aprenden a relacionar la cama y la recámara (la "señal" o estímulo) sólo con el sueño y el sexo. Al reforzar esta relación, los pacientes tienen más facilidad para dormir, tanto al principio como después de despertar en medio de la noche. Algunas de las estrategias que se usan para reforzar el control de estímulos incluyen: irse a la cama sólo cuando ya se tiene sueño, levantarse y salir de la recámara si el sueño no llega en quince minutos, evitar las siestas y mantener un horario de sueño relativamente estricto.

MEDICAMENTOS

Hay una amplia gama de medicamentos que se usan para tratar el insomnio. Algunos sólo están disponibles con prescripción médica, mientras que otros pueden comprarse sin receta. Aunque son efectivos a corto plazo, si el insomnio es resultado de una fuente de estrés temporal, hay que tener cuidado cuando se usa cualquier fármaco que induzca el sueño. Los efectos secundarios, que incluyen disminución de pensamiento, sonambulismo o comer dormido, inquietud y mal equilibrio, son comunes, en particular en adultos mayores de sesenta años. Además, ciertos medicamentos prescritos pueden crear hábito, haciendo que te sea más difícil dormir sin usarlos.

Debido a estos riesgos, la mayoría de los doctores casi no recomiendan que sus pacientes usen somníferos, o sólo lo hacen por periodos cortos. Si estás considerando usar un medicamento para tratar tu insomnio, habla con tu médico para que conozcas completamente los efectos que puede tener en tu estado clínico.

MEDICAMENTOS CON PRESCRIPCIÓN MÉDICA

De acuerdo con un estudio reciente, en 2014 alrededor del 13 % de todos los adultos estadounidenses usaron algún medicamento con receta para aliviar los síntomas del insomnio, y casi 2 % usaron un medicamento en cualquier momento dado. En total, se escriben casi cien millones de recetas para somníferos cada año. Estos medicamentos incluyen drogas expresamente creadas para iniciar y mantener el sueño, incluyendo:

- Alprazolam (Xanax)
- Ramelteón (Rozerem)
- Clonazepam (Klonopin)
- Triazolam (Halcion)
- Eszopiclona (Lunesta)
- Zaleplón (Sonata)
- Lorazepam (Ativan)
- Zolpidem (Ambien)

Además, a menudo se prescriben antidepresivos, tanto para tratar casos de insomnio secundario causados por depresión, como para explotar sus efectos sedantes en casos de insomnio primario. Los antidepresivos que comúnmente se prescriben para tratar el insomnio son:

- Amitriptilina (Elavil)
- Doxepina (Silenor)
- Mirtazapina (Remeron)
- Trazodona (Desyrel)
- Trimipramina (Surmontil)

MEDICAMENTOS DE VENTA LIBRE

La mayoría de las farmacias tienen somníferos de venta libre. Estos medicamentos no prescritos por lo general incluyen un antihistamínico, a menudo difenhidramina (Benadryl) o doxilamina (Unison). A veces, el antihistamínico se combina con un analgésico, como en el Tylenol PM; estos somníferos combinados pueden ser especialmente útiles para aquellos cuyo insomnio es resultado del dolor crónico, la artritis o la fibromialgia.

TERAPIA HORMONAL

Como ya explicamos, las hormonas desempeñan papeles importantes en la regulación de de tu salud, y el sueño no es la excepción. Diferentes hormonas, incluyendo la DHEA, el cortisol, las hormonas de la tiroides, las hormonas sexuales y la hormona de crecimiento fomentan el sueño adecuado tanto en hombres como en mujeres. Cuando estas hormonas se desequilibran, como en la menopausia o la andropausia, el insomnio a menudo puede ser el resultado. Por lo tanto, mantener un equilibrio de estas sustancias es muy importante cuando se trata de remediar el insomnio crónico.

Por mucho, la hormona más influyente, por lo menos en lo que respecta al sueño, es la melatonina, un ingrediente clave que ayuda a controlar tus ritmos circadianos, los ciclos de veinticuatro horas que, entre otras tareas, rigen cuándo estás dormido y cuándo despierto (al que a veces se refieren como ciclo sueño-vigilia). Específicamente, la melatonina es la hormona que le dice a tu cuerpo cuándo irse a dormir, y sus niveles llegan a su pico poco antes de que te vayas a dormir por la noche. Hay estudios que muestran que los suplementos de melatonina pueden ayudar a inducir y mantener el sueño, evitando que despiertes durante la noche. La melatonina también puede usarse para remediar el insomnio que es resultado de un viaje a una zona horaria distinta; cuando se toma como es debido, esencialmente reinicia tus ritmos circadianos.

Consulta a un especialista en antienvejecimiento o en metabolismo con el fin de ver si los suplementos de melatonina ayudarían a tu insomnio, éste ordenará un estudio para ver si tus niveles de melatonina están bajos. Si es así, tu doctor te recomendará que empieces con suplementos, con dosis bajas, de 0.5 miligramos de melatonina tomados de media hora a una hora antes de la hora de acostarte, aunque las dosis de uno a tres miligramos pueden ser más efectivas. No es bueno que tomes melatonina si no la necesitas, ya que demasiada reducirá tus niveles de serotonina y puede causar depresión. Además, las dosis altas de melatonina de hecho pueden causar insomnio.

TERAPIA DE NEUROTRANSMISORES

Tu ciclo de sueño y vigilia no sólo está regulado por hormonas, también por neurotransmisores, en particular serotonina, dopamina, norepinefrina y acetilcolina, el principal neurotransmisor de la memoria. De todos los neurotransmisores, la serotonina probablemente sea el más importante para un buen sueño: ayuda a iniciar las primeras cuatro etapas del sueño (el sueño no MOR, importante para la consolidación de los recuerdos) y también promueve la vigilia. Por ello, es importante mantener altos tus niveles de este neurotransmisor tomando suplementos que estimulen la producción de serotonina, incluyendo el aminoácido triptófano y su derivado, el 5-hidroxitriptófano (5-HTP). Algunos estudios clínicos muestran que el triptófano es útil para la gente que tiene problemas para empezar a dormir, mientras que el 5-HTP es preferible para las personas que tienen dificultades para mantenerse dormidos.

Alternativamente, puedes tomar el aminoácido L-teanina, que se deriva del té verde. La L-teanina aumenta la producción de serotonina y dopamina, y es buena para reducir el "ruido mental", la inquietud que evita que algunas personas se queden dormidas con facilidad. Para mejores resultados, debe tomarse dos veces al día.

Los tres suplementos de aminoácidos tienen ventajas significativas sobre los tratamientos farmacéuticos para el insomnio: aunque son efectivos para tratar el insomnio, no cambian el proceso de sueño normal y no causan síndrome de abstinencia. Para dosis e instrucciones, consulta la tabla a continuación.

SUPLEMENTOS EN LA DIETA

La siguiente es una lista integral de los suplementos que pueden ayudarte a remediar el insomnio.

SUPLEMENTO	DOSIS	CONSIDERACIONES
Amapola californiana (*Eschscholzia californica*)	Como indique la etiqueta	La concentración del extracto varía de una marca a otra; por eso es mejor seguir las instrucciones de dosis que se indiquen en la etiqueta.

SUPLEMENTO	DOSIS	CONSIDERACIONES
Manzanilla	Como té, tres o cuatro veces al día	No debe usarse con otros sedantes, incluyendo el alcohol. No debe tomarse con anticoagulantes o por alguien que no coagule bien.
5-hidroxi triptófano w(5-HTP)	50 a 300 mg diarios	Puede tomarse con magnesio para aumentar su efectividad. Interfiere con antidepresivos. No debe tomarse con medicamentos para el mal de Parkinson. Consulta a tu médico antes de tomarlo si tienes diabetes, presión sanguínea alta, cardiopatía o una enfermedad autoinmune.
Lúpulo	Como se indique en la etiqueta	La concentración del extracto varía de una marca a otra; por eso es mejor seguir las instrucciones de dosis que se indiquen en la etiqueta.
Lavanda	Como se indique en la etiqueta	La concentración del extracto varía de una marca a otra; por eso es mejor seguir las instrucciones de dosis que se indiquen en la etiqueta.
Bálsamo de limón	Como se indique en la etiqueta	No lo uses si tienes glaucoma.
L-teanina	100 a 200 mg, en la mañana y en la tarde	La concentración del extracto varía de una marca a otra; por eso es mejor seguir las instrucciones de dosis que se indiquen en la etiqueta.
Magnesio	400 a 600 mg diarios	Puede causar heces poco firmes.

SUPLEMENTO	DOSIS	CONSIDERACIONES
Magnolia officinalis	Como se indique en la etiqueta	La concentración del extracto varía de una marca a otra; por eso es mejor seguir las instrucciones de dosis que se indiquen en la etiqueta.
Melatonina	0.5 a 3 mg diarios	Las dosis altas pueden causar mareo, dolor de cabeza, insomnio o depresión. Puede amplificar los efectos de los medicamentos que bajen la presión sanguínea o aumentar los niveles de azúcar en algunos diabéticos.
Pasiflora	Como se indique en la etiqueta	Las dosis altas pueden causar arritmia (latidos irregulares). Puede interferir con los inhibidores de la monoaminooxidasa.
Triptófano	2 000 mg diarios	Evita el consumo de proteínas justo antes de su consumo. Puede tomarse con vitaminas B6, B3 o magnesio para obtener la efectividad máxima. Interfiere con los inhibidores selectivos de la recaptación de serotonina y los inhibidores de la monoaminooxidasa.
Valeriana (*Valeriana officinalis*)	Como indique la etiqueta	Debe tomarse con vitaminas B6, B3 o magnesio para obtener la efectividad máxima. Puede ocasionar dolores de cabeza, mareos, inquietud, palpitaciones o molestias gastrointestinales. No debe tomarse durante el embarazo o la lactancia.

SUPLEMENTO	DOSIS	CONSIDERACIONES
Vitamina B1 (tiamina)	10 a 100 mg diarios	Las dosis altas pueden mermar las cantidades de vitamina B6 (piridoxina) y magnesio en tu cuerpo.
Vitamina B6 (niacinamida)	50 a 3 000 mg diario	Los efectos sedantes pueden amplificarse con el uso simultáneo de L-triptófano. Puede causar enrojecimiento de la piel, sensación de calor, problemas estomacales o piel seca. Consulta a tu médico si tomas más de 100 mg diarios; las dosis altas pueden causar daño en el hígado, úlceras pépticas o intolerancia a la glucosa. No debe tomarse por enfermos del hígado o al mismo tiempo que otras vitaminas del complejo B.
Vitamina B12 (cobalamina)	800 a 1000 µg diarios.	Puede causar diarrea, coágulos, comezón o reacciones alérgicas. Consulta a tu médico antes de usarla si tienes presión sanguínea alta u otras cardiopatías.
Ziziphus spinosa	Como indique la etiqueta	La concentración del extracto varía de una marca a otra; por eso es mejor seguir las instrucciones de dosis que se indiquen en la etiqueta.

OTROS TRATAMIENTOS

Debido a la prevalencia del insomnio en la sociedad actual, constantemente se están desarrollando nuevas opciones de tratamiento. La terapia de microcorrientes, la homeopatía, la terapia magnética, el yoga y la acupuntura han demostrado que son útiles en estos casos. El control del estrés, puede tener un efecto enorme en tu capacidad para dormir. Además, al adoptar muchas de las prácticas que discutiremos más adelante, puedes conseguir mejoras evidentes en tu sueño. El ejercicio también puede ayudar a reducir e incluso a prevenir los trastornos del sueño.

CONCLUSIÓN

Debido a que el sueño desempeña un papel importante en la consolidación de los recuerdos, la privación de continua éste o el insomnio crónico pueden debilitar tu memoria y tu habilidad para concentrarte. Ahora que has leído este capítulo, sabes cómo reconocer los factores de riesgo, causas y síntomas del insomnio y, de este modo, puedes determinar si esta condición está afectándote a ti o a un ser querido. Al comprender que la pérdida de la memoria puede ser un efecto del insomnio crónico, estarás mejor preparado para tratar el problema desde la fuente usando las opciones de tratamiento que detallamos anteriormente.

7

Demencia

LA DEMENCIA ES UN TÉRMINO QUE ABARCA LAS FORMAS más graves de pérdida de memoria y deterioro cognitivo. En general, es el resultado de la muerte o el mal funcionamiento extendido de tus neuronas, pero la causa directa de este daño varía de una enfermedad a otra. La demencia no es una consecuencia natural del envejecimiento, sino el resultado de condiciones externas o de procesos de enfermedades que ocurren con más frecuencia entre la población de adultos mayores. A diferencia de los otros tipos de pérdida de memoria que describimos en el capítulo 1, la mayor parte de las formas de demencia son inevitables e irreversibles. En otras palabras, en este punto, la demencia no puede impedirse ni curarse.

Este capítulo explora las formas y causas más comunes de demencia, para permitirte reconocer condiciones específicas que pueden afectarte a ti o a otros. Este conocimiento puede ser fundamental para tu salud y bienestar, ya que en la mayoría de los casos la demencia sólo puede confirmarse con una autopsia del cerebro después de la muerte. Sobre esta base, el capítulo proporciona un panorama general de las opciones de tratamiento disponibles para aquellos que sufren casos extremos de pérdida de la memoria. Aunque no hay un remedio conocido para la mayoría de las formas de demencia, hay muchas maneras de disminuir su avance, para que tú y tus seres queridos puedan tener vidas largas y conscientes.

ENFERMEDAD DE ALZHEIMER

El Alzheimer es una forma progresiva de demencia neurodegenerativa, lo cual significa que se caracteriza por el deterioro y la destrucción gradual de tus neuronas. Con el tiempo, todo el cerebro del paciente de Alzheimer se encoge o se atrofia, lo que afecta todos los aspectos cognitivos y tiene como resultado una pérdida profunda de la memoria. Aunque el comienzo temprano de esta enfermedad (que se define como el Alzheimer que empieza antes de los sesenta años) probablemente sea resultado de factores genéticos; por lo general inicia de manera tardía, manifestándose después de los sesenta. La muerte por Alzheimer o por alguna enfermedad a la que haya contribuido este mal, puede ocurrir entre tres y diez años después del diagnóstico inicial, dependiendo de la velocidad a la que avance y la edad del paciente.

El Alzheimer es la causa de demencia más común, pues representa un estimado del 60 al 80% de los casos. En Estados Unidos, alrededor de 5.2 millones de personas sufren esta enfermedad; para 2050, esta cifra podría multiplicarse hasta alcanzar cerca de 14 millones. Es la sexta causa de muerte entre individuos de todas las edades y la quinta entre gente mayor se sesenta y cinco años.

El costo de la enfermedad de Alzheimer es abrumador, y es posible que se eleve conforme envejezca la generación de *baby boomers*[1]. La gente con Alzheimer y otras formas de demencia visita los hospitales tres veces más a menudo, en comparación con los pacientes que presentan otro tipo de enfermedades; los individuos con Alzheimer también requieren más visitas médicas a domicilio y servicios de enfermería especializada. Además, debido a que no pueden cuidarse por sí mismos, necesitan el doble de ayuda no médica en casa. Entre el cuidado a largo plazo, el servicio médico y los costos hospitalarios, se estima que cada año se gastan 203 mil millones de dólares en pacientes de Alzheimer, y para 2050, esta cifra podría aumentar a 1.2 billones.

SÍNTOMAS

Debido a que el Alzheimer es una enfermedad progresiva, los daños en el cerebro y en el hipocampo se desarrollan durante un periodo de años y los síntomas pueden no aparecer hasta mucho después de que la enfermedad ha empezado a desarrollarse. Comúnmente, los pacientes empiezan a notar síntomas significativos después de los sesenta años; conforme pasa el tiempo, estas señales empeoran y se vuelven más perjudiciales en la calidad de vida general del individuo. La memoria episódica es la primera que se ve afectada, seguida por la memoria a corto plazo, la semántica y la procedural. Conforme avanza la enfermedad, casi todas las funciones cerebrales se ven afectadas; al final, incluso las capacidades físicas como el tragar o el control intestinal pueden verse impedidas.

El Alzheimer se presenta de muchas maneras:

1   Niños nacidos entre 1946 y 1965.

- Confusión en el tiempo o el lugar
- Deterioro en la comprensión de las relaciones espaciales
- Pérdida de la memoria que interfiere con el funcionamiento cotidiano
- Enfermedades mentales o emocionales (ansiedad, depresión, paranoia)
- Alucinaciones
- Dificultad de aprendizaje
- Cambios de personalidad
- Dificultad para realizar varias actividades al mismo tiempo
- Desorientación
- Abstinencia social
- Problemas para comunicarse (dificultad para encontrar las palabras adecuadas, incapacidad para leer/escribir)
- Impedimento de juicio
- Incapacidad para planear o hacer estrategias

CAUSAS

A pesar de toda la investigación que se ha hecho sobre este tema, los científicos todavía no saben con seguridad cuáles son las causas del Alzheimer. Actualmente, sólo se ha podido identificar una causa, un conjunto de mutaciones genéticas determinantes que, cuando se heredan, crean una casi certeza de que el portador desarrollará la enfermedad de Alzheimer antes de los sesenta. Estas variantes genéticas, la proteína precursora amiloidea (PPA), la presenilina 1 (PS-1) y la presenilina 2 (PS-2), afectan tu capacidad para procesar una proteína llamada amiloide, lo cual conduce a que se formen depósitos grandes y dañinos de esta sustancia en tu cerebro. Sin embargo, los casos de estas mutaciones genéticas son muy raros: menos del 5 % de los pacientes de Alzheimer se diagnostican con Alzheimer hereditario dominante.

Entonces, ¿cuáles son las causas del Alzheimer en la población general? ¿Qué hace que las neuronas de los pacientes se mueran a esa velocidad? En la búsqueda de esas respuestas, los investigadores observan más a menudo las anormalidades cerebrales y condiciones bioquímicas "distintivas" que caracterizan los cerebros de los pacientes de Alzheimer. Aunque no está claro si estas anormalidades o condiciones son realmente las causas de la muerte neuronal, o si son ellas mismas el resultado de un problema subyacente, han surgido muchas teorías.

Teoría de la placa beta-amiloide

Una de las teorías más prominentes de la enfermedad de Alzheimer responsabiliza a la proliferación de placas de beta-amiloide: grumos pegajosos de proteína que bloquean la sinapsis e impiden que las señales eléctricas viajen entre las neuronas del cerebro. De este modo, cuando tus neuronas no pueden realizar su función más esencial, se mueren, lo que conduce al deterioro cognitivo y la pérdida de la memoria que asociamos con el Alzheimer.

La mayor parte de la gente tiene cierto volumen de estas placas, pero al parecer varios factores estimulan su crecimiento excesivo y la muerte de neuronas, incluyendo las mutaciones genéticas que ya discutimos. Mientras que esta teoría se ha vuelto cada vez más popular a lo largo de las últimas décadas, estudios recientes indican que es más probable que las placas sean consecuencia y no causa del problema. En el mejor de los casos, la investigación no es concluyente;

se tiene que trabajar más para determinar el papel exacto de la proteína beta-amiloide en el Alzheimer.

Teoría colinérgica

Los neurotransmisores (químicos que ayudan a conducir señales eléctricas entre tus neuronas) disminuyen naturalmente conforme envejeces. En el Alzheimer, los niveles de ciertos neurotransmisores relacionados con la memoria y el desempeño cognitivo parecen ser especialmente bajos. La teoría colinérgica sugiere que el Alzheimer inicia con la disminución de la producción de la acetilcolina, el principal neurotransmisor de la memoria de tu cerebro. El problema con esta teoría es que los pacientes de Alzheimer muestran niveles muy bajos de este neurotransmisor durante la progresión de la enfermedad; por lo tanto, es menos probable que la acetilcolina sea la causa del Alzheimer y más probable que sea una manifestación de un problema subyacente mayor. Además, la acetilcolina no es el único neurotransmisor que disminuye; los niveles de serotonina también son anormalmente bajos en los pacientes de Alzheimer. Incluso si la acetilcolina no es la causa directa del Alzheimer, tiene que investigarse más sobre el complejo papel de los neurotransmisores en el deterioro cognitivo.

Teoría tau

Otra característica del Alzheimer es la presencia de ovillos neurofibrilares (tau). Dentro de las neuronas normales, las hebras de proteína tau ayudan a mantener la integridad de la célula y asisten en el transporte de nutrientes dentro de la célula. Dentro de las neuronas de gente con Alzheimer, estas hebras forman nudos que evitan que las neuronas funcionen y transporten nutrientes, y finalmente ocasionan su muerte. Actualmente, los científicos investigan por qué las proteínas tau se enredan indebidamente, pues creen que la causa puede ser la clave del Alzheimer.

Teoría de la inflamación

Recientemente, algunos científicos han sugerido que la inflamación es la enfermedad subyacente que explica por qué se acumulan las placas de beta-amiloide, y por lo tanto por qué se desarrolla el Alzheimer. Cuando ocurre una inflamación, tu cerebro se somete a ciertos cambios químicos que tienen como resultado un aumento en la producción y alteración en la forma de las proteínas amiloides. La inflamación también puede desempeñar un papel en instigar un exceso de actividad en las células inmunes de tu cerebro, las células gliales, y puede ser directamente responsable de la destrucción o toxicidad de las neuronas.

Teoría del estrés oxidativo

Algunos estudios muestran consistentemente la presencia de una oxidación excesiva (producción de radicales libres) en el cerebro de pacientes de Alzheimer. Mientras que los radicales libres son esenciales para el metabolismo de la glucosa, pues le permiten a tu cuerpo recibir la energía que necesita para funcionar adecuadamente, demasiados radicales libres (como resultado de una herida, infección, inflamación o acumulación de metales pesados) pueden ocasionar toxicidad y muerte de neuronas.

Teorías de metabolismo de metal

Varios estudios sugieren que el desequilibrio de los oligoelementos, incluyendo mercurio, cobre y hierro, pueden causar Alzheimer. El cobre y el hierro son fuentes de radicales libres en el cerebro; volúmenes excesivos de estos metales, por lo tanto, pueden aumentar el estrés inflamativo y la inflamación. Además, los niveles altos de cobre pueden aumentar el desarrollo de placas de beta-amiloide, o posiblemente evitar su eliminación. Al mismo tiempo, otros estudios han indicado que el cobre puede proteger del Alzheimer. Como muchos aspectos de la bioquímica humana, demasiado o demasiado poco de cualquier sustancia puede destruir el delicado equilibrio que es necesario para que el cuerpo funcione de manera óptima.

Debido a que una proteína llamada metalotioneína puede ayudar a regular los niveles de cobre y zinc, y por lo tanto el estrés oxidativo y la inflamación, los científicos están viendo la posibilidad de utilizarla como tratamiento para el Alzheimer.

NEUROTRANSMISORES Y DETERIORO COGNITIVO

Las hormonas nos son los únicos químicos que afectan a tu cerebro. Las investigaciones muestran que el desequilibrio de los neurotransmisores también pueden disminuir tu memoria y agudeza mental. Como recordarás, los neurotransmisores son los químicos que permiten que tus células cerebrales se comuniquen unas con otras. Los neurotransmisores transportan mensajes (codificados como señales eléctricas) a gran velocidad a través de las sinapsis entre tus neuronas, lo que permite todo tipo de funciones cognitivas. Cada pensamiento y sentimiento que tienes, y cada acción y reacción que llevas a cabo fue posible mediante la neurotransmisión.

Hay cuatro neurotransmisores que están muy relacionados con la formación, el almacenamiento y la recuperación de recuerdos: acetilcolina, dopamina, serotonina y glutamato. La acetilcolina es el principal neurotransmisor de tu memoria y también es fundamental para asuntos de atención y excitación. La dopamina es un neurotransmisor relacionado con el procesamiento del placer y el dolor, y también con la concentración, la solución de problemas y la memoria de trabajo y a largo plazo. La serotonina es mejor conocida por regular el humor, la ansiedad y el apetito, pero también parece desempeñar un papel importante en la cognición. Finalmente, el neurotransmisor glutamato puede ser tóxico para tus neuronas en grandes cantidades, pero cuando se posee en las sumas adecuadas es fundamental para el aprendizaje y la formación de recuerdos.

Además de sus papeles específicos en la sustentación cognitiva, los neurotransmisores también moldean indirectamente la memoria, ya que rigen otros factores y procesos que potencialmente pueden influir en el funcionamiento cognitivo, incluyendo el humor, el estrés, la eliminación de toxinas, la disponibilidad de energía y la salud cardiovascular. Fundamentalmente, los neurotransmisores desempeñan un papel importante ayudándole a tu cuerpo a descomponer la homocisteína, un aminoácido que no sólo está relacionado con un mayor riesgo de cardiopatía (en sí misma un factor del deterioro cognitivo) sino también con un mayor riesgo de Alzheimer.

Es importante notar que los neurotransmisores forman una red compleja con las hormonas; las dos sustancias interactúan y se modulan unas a otras. En algunos casos, las hormonas pueden incluso actuar como neurotransmisores, lo que indica que los diferentes sistemas químicos del cuerpo están mucho más integrados de lo que se pensaba. Se tiene que investigar más a fondo cuáles son las maneras como estos poderosos químicos trabajan juntos para afectar el cerebro y la cognición.

Debido a que los neurotransmisores son esenciales para el pensamiento y la memoria, los niveles bajos o el desequilibrio de estas sustancias vitales puede provocar una disminución significativa en tu habilidad para concentrarte y recordar. Tus niveles de neurotransmisores disminuirán naturalmente conforme envejeces, pero los niveles anormalmente bajos de los neurotransmisores acetilcolina y serotonina son una señal de Alzheimer.

Consulta con un especialista en metabolismo o antienvejecimiento para que te mida los niveles de neurotransmisores; es posible que te recomiende consumir ciertos alimentos o añadir suplementos especiales a tu dieta para rectificar cualquier deficiencia de neurotransmisores que pudieras tener.

FACTORES DE RIESGO

Aunque las causas del Alzheimer no se han comprendido del todo, se sabe más sobre las causas que pueden aumentar la posibilidad de que una persona desarrolle esta enfermedad. Entre otros, algunos factores de riesgo significativos incluyen:

- **Edad:** Es el mayor factor de riesgo. De acuerdo con la Asociación de Alzheimer, la probabilidad de desarrollar esta enfermedad se duplica cada cinco años después de los 65 años; a los 85, el riesgo se acerca aproximadamente al 50%.

- **Antecedentes familiares:** Aquellos con un padre o hermano con Alzheimer son más propensos a desarrollarlo. Mientras más parientes cercanos con Alzheimer tengas, mayor es el riesgo.
- **Genética:** Además de las mutaciones genéticas determinantes que mencionamos anteriormente, la presencia de la mutación apolipoproteína-e4 (APOE-e4) indica un mayor riesgo de desarrollar Alzheimer.
- **Deficiencia cognitiva leve.**
- **Enfermedad cardiovascular.**
- **Traumatismo cerebral.**
- **Síndrome de Down.**
- **Diabetes y resistencia a la insulina.**
- **Nivel de escolaridad bajo.**
- **Actividad social y cognitiva pobre.**

Otros posibles factores de riesgo incluyen:

- **Sexo:** Las mujeres son más propensas a desarrollar Alzheimer, aunque esto puede deberse simplemente a que tienden a vivir más tiempo.
- **Exposición a solventes y pesticidas industriales.**
- **Edad de maternidad avanzada.**
- **Abuso de alcohol y drogas.**
- **Infección.**
- **Exposición a metales pesados.**
- **Enfermedad de la tiroides.**

DIAGNÓSTICO

No hay un examen específico para determinar si una persona tiene Alzheimer. Si sospecha que es así, tu doctor llevará a cabo una evaluación médica para descartar otros tipos y causas de pérdida de la memoria. Las pruebas pueden incluir:

· **Revisión del historial médico.**
· **Examen físico y neurológico**: Para examinar los reflejos, la coordinación, el equilibrio, el tono y la tensión musculares y el procesamiento sensorial.
· **Examen neurofisiológico**: Para evaluar diferentes categorías de funcionamiento cognitivo. Diferentes aptitudes/ habilidades se ven afectadas por diferentes formas de demencia.
· **Pruebas de estado mental**: Para evaluar la memoria y las habilidades generales de pensamiento.
· **Pruebas de laboratorio**: Para descartar desórdenes de la tiroides o deficiencias nutricionales que puedan causar la pérdida de la memoria.
· **Imagen del cerebro**: Pueden usarse tomografías, resonancias magnéticas o tomografías por emisión de positrones para localizar o identificar anormalidades del cerebro no causadas por el Alzheimer, sino por infartos, golpes o tumores.

DEMENCIA VASCULAR (DV)

La DV, llamada a veces multiinfarto, es la segunda forma más común de demencia, representando del 20 al 30% de los casos. Se define como un deterioro en las habilidades de pensamiento y memoria causado por la interrupción del flujo sanguíneo al cerebro, a menudo como resultado de un infarto o una serie de infartos. Con el fin de funcionar adecuadamente, tu cerebro requiere un gran volumen de oxígeno y nutrientes, que recibe por medio de una extensa red de vasos sanguíneos. Cuando estos flujos se bloquean o se dañan, como por un infarto y otras formas de enfermedades cardiovasculares, tus neuronas se ven desprovistas de las sustancias que necesitan y empiezan a morir rápidamente, iniciando la pérdida de la memoria y otras disfunciones cognitivas.

A diferencia de las otras formas importantes de demencia, la demencia vascular por lo menos es parcialmente eludible. Controlando los factores de riesgo que contribuyen a la enfermedad del corazón, puedes reducir significativamente la probabilidad de que sufras esta enfermedad.

SÍNTOMAS

Los síntomas de la demencia vascular varían según la zona del cerebro afectada y la gravedad del daño, pero tienden a manifestarse inicialmente en forma de confusión y alteraciones del juicio; la pérdida de la memoria es común, pero no se presenta necesariamente. El deterioro cognitivo puede aparecer de repente después de un infarto grave, o puede desarrollarse gradualmente conforme se acumula un daño por arterosclerosis (las arterias se estrechan o endurecen) o por una serie de infartos más pequeños.

Los principales síntomas incluyen:

- Confusión
- Pérdida de la visión
- Desorientación
- Problemas para comunicarse

Otros síntomas comunes incluyen:

- Apatía
- Déficit de atención
- Depresión
- Alteraciones del juicio
- Incapacidad para planear o hacer estrategias
- Falta de coordinación o equilibrio; paso vacilante
- Pérdida de la memoria
- Funciones motrices afectadas
- Capacidad de solución de problemas afectada
- Deambulaciones nocturnas
- Inquietud

CAUSAS

La demencia vascular es causada generalmente por un infarto o una serie de éstos. Un infarto cerebral, o accidente cerebrovascular, ocurre siempre que se interrumpe el flujo sanguíneo al cerebro. Hay dos tipos de estos eventos: los infartos cerebrales isquémicos son los más comunes y se definen como "accidentes" que reducen gravemente el volumen de sangre que llega a tu cerebro; ocurren cuando las arterias de tu cerebro se vuelven muy estrechas debido a la placa (depósitos de grasa) o están bloqueadas por un coágulo. Los infartos hemorrágicos son menos comunes y ocurren cuando un vaso sanguíneo de tu cerebro se rompe, revienta o gotea en la superficie del cerebro o dentro del mismo, impidiendo que sus células reciban los nutrientes y el oxígeno que necesitan.

La demencia vascular también puede deberse a enfermedades cardiovasculares que ocasionan el deterioro gradual de los vasos sanguíneos en el cerebro, así como presión sanguínea alta, arterosclerosis (arterias endurecidas o estrechas) o ciertas infecciones cardiacas.

FACTORES DE RIESGO

Como con la mayor parte de las formas de demencia, la edad es el mayor factor de riesgo en la DV. Aunque rara vez aparece en pacientes menores de 65 años, la demencia vascular es más común y más probable en las poblaciones de adultos mayores.

Otros factores de riesgo tienden a ser reflejo de en cardiopatía, ya que la demencia vascular de alguna manera puede considerarse una consecuencia de una enfermedad cardiovascular. Estos componentes incluyen:

- Arterosclerosis
- Colesterol alto
- Fibrilación atrial (un tipo de arritmia)
- Presión sanguínea alta
- Antecedentes de enfermedad cardiovascular
- Diabetes
- Infarto

DIAGNÓSTICO

Debido a que los síntomas de demencia vascular aparecen gradualmente y pueden imitar o incluso coexistir con los de Alzheimer, a veces no se diagnostica o se hace incorrectamente. Como con la mayor parte de las formas de demencia, no hay una sola prueba para determinar si un paciente padece DV. La demencia vascular comúnmente se diagnostica en respuesta al historial médico de un paciente o como evidencia de un infarto y otras enfermedades cardiovasculares.

A menudo, los médicos ordenarán estudios adicionales para aclarar o confirmar su diagnóstico o para descartar otras fuentes de demencia. Los exámenes incluyen:

- **Análisis de sangre:** Para buscar fuentes de demencia como anemia, infección crónica, toxicidad por medicamentos, niveles bajos de azúcar en sangre, deficiencias vitamínicas y enfermedad de la tiroides, y para evaluar factores de riesgo como los niveles de colesterol.
- **Análisis de presión sanguínea.**
- **Imagenología cerebral:** Pueden usarse tomografías, resonancias magnéticas o tomografías por emisión de positrones o tomografía por emisión de fotón único para localizar o identificar anormalidades del cerebro causadas por infartos, enfermedades de los vasos sanguíneos, golpes o tumores.
- **Ultrasonido de carótida:** Usa ondas de sonido para identificar y localizar un estrechamiento en la arteria carótida (la arteria del cuello que suministra sangre al cerebro).
- **Examen de estado mental:** Para evaluar la memoria y las habilidades generales de pensamiento.
- **Examen neurofisiológico:** Para evaluar diferentes categorías del funcionamiento cognitivo; diferentes aptitudes/habilidades se ven afectadas por diferentes formas de demencia.
- **Examen físico y neurológico:** Para examinar los reflejos, la coordinación, el equilibrio, el tono y la tensión musculares y el procesamiento sensorial.

TEST DE DIBUJO DEL RELOJ

Una de las herramientas más útiles de los médicos para evaluar el deterioro cognitivo y la demencia es el «test de dibujo del reloj». En él, se le pide a un paciente que dibuje de memoria la carátula de un reloj (círculo y números), o que dibuje los números representando la carátula de un reloj en un círculo ya dibujado.

Incluso en las primeras etapas de la demencia, los pacientes pueden tener problemas con la organización visual del espacio, y por lo tanto tendrán dificultad para completar la tarea: los números podrían estar en desorden, afuera del círculo, podrían no estar separados adecuadamente o no estar escritos de manera correcta.

Los métodos de calificación varían, pero por lo general se recompensa la precisión del dibujo.

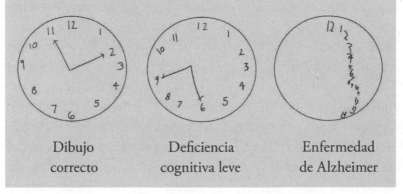

| Dibujo correcto | Deficiencia cognitiva leve | Enfermedad de Alzheimer |

DEMENCIA DE CUERPOS DE LEWY (DCLEWY)

Es el tercer tipo más común de demencia, pues representa del 10 al 25 % de los casos y actualmente afecta un estimado de 1.3 millones de estadounidenses. Se caracteriza por el daño cerebral causado por cuerpos de Lewy, aglomeraciones de proteína que se encuentran en otras enfermedades neurodegenerativas, más notoriamente en el Parkinson y, en un menor grado, en el Alzheimer.

SÍNTOMAS

Debido a que la DCLEWY tiene muchas similitudes patológicas con el mal de Parkinson y el Alzheimer, presenta algún parecido con ambas enfermedades: conlleva el deterioro cognitivo del Alzheimer, pero también los problemas motrices del Parkinson, como la rigidez muscular y los temblores corporales. La pérdida de la memoria tiende a ser menos prominente y pronunciada en la demencia de cuerpos de Lewy que en otras formas, pero también puede estar presente. En cambio, la DCLEWY a menudo se identifica por el deterioro cognitivo que afecta el funcionamiento ejecutivo (habilidad para analizar, hacer estrategias o planificaciones) y por la manifestación temprana de alucinaciones visuales o auditivas.

Los síntomas comunes incluyen:

· Temblores corporales
· Alucinaciones
· Depresión

- Fluctuaciones en el estado de alerta y la concentración
- Funcionamiento ejecutivo disminuido (habilidad para analizar, hacer estrategias o planificaciones)
- Rigidez
- Desórdenes de sueño
- Alucinaciones visuales o auditivas
- Funcionamiento automático disminuido (regulación de la presión sanguínea, el pulso, los procesos digestivos)
- Problemas para caminar

CAUSAS

La DCLEWY parece ser causada por acumulación de cuerpos de Lewy, depósitos proteína alfa-sinucleína dentro de las neuronas y de la sustancia negra, una estructura cerebral que controla el movimiento. Los científicos no saben con seguridad cómo contribuyen los cuerpos de Lewy a la muerte neuronal. Aunque obviamente hay conexiones entre la DCLEWY, el Alzheimer y el mal de Parkinson, tiene que investigarse más acerca de este tipo de demencia poco comprendida.

FACTORES DE RIESGO

Debido a que la causa de la demencia de cuerpos de Lewy todavía está por identificarse, los factores de riesgo también son de alguna manera imprecisos. No parece que la genética desempeñe un papel; la mayor parte de los pacientes con este mal no tienen antecedentes familiares. Como con otras formas de demencia, la edad parece ser el principal factor de riesgo; la gente mayor de 60 años es significativamente más propensa a desarrollar DCLEWY. También hay pruebas de que este problema afecta más a hombres que a mujeres.

DIAGNÓSTICO

No hay un examen único para determinar si una persona tiene DCLEWY. En general, los médicos buscan una demencia que esté acompañada por al menos dos de los síntomas siguientes:

· Fluctuaciones en el estado de alerta y la concentración
· Alucinaciones
· Síntomas de Parkinson

Estos rasgos ayudan a distinguir la DCLEWY de otros tipos de demencia. Además, tu doctor podría ordenar los siguientes estudios:

· Análisis de sangre. Para buscar fuentes de demencia como anemia, infección crónica, toxicidad por medicamentos, azúcar en sangre baja, deficiencias vitamínicas y enfermedad de la tiroides, y para evaluar factores de riesgo como los niveles de colesterol.
· Imagenología cerebral. Pueden usarse tomografías, resonancias magnéticas o tomografías por emisión de positrones o tomografía por emisión de fotón único para localizar o identificar anormalidades del cerebro no causadas por la DCLEWY, sino por infartos, enfermedades de los vasos sanguíneos, golpes o tumores.
· Electroencefalograma. Para descartar ataques de epilepsia o enfermedad de Creutzfeldt-Jakob, que también crea

fluctuaciones en el estado de alerta y las habilidades cognitivas.

· Examen de estado mental. Para evaluar la memoria y las
habilidades generales de pensamiento.

· Examen físico y neurológico. Para examinar los reflejos,
la coordinación, el equilibrio, el tono y la tensión musculares y el procesamiento sensorial.

· Evaluación del sueño. Para calcular la presencia de trastornos del sueño, que son más comunes entre los pacientes de DCLEWY que entre los de otras formas de demencia.

DEMENCIA FRONTOTEMPORAL (DFT)

Describe a un grupo relativamente raro de desórdenes que
afectan principalmente a los lóbulos frontales y temporales.
Aunque representa entre el 10 y el 15 % de todos los casos de
demencia, es desproporcionadamente común entre los pacientes más jóvenes, pues representa del 20 al 50 % de todos los casos de demencia en personas de menos de 65 años.

SÍNTOMAS

Además de su temprano inicio, la DFT difiere de otras formas de demencia caracterizadas por un deterioro progresivo
del comportamiento, la habilidad lingüística y la función
ejecutiva; la memoria comúnmente permanece intacta. Hay
tres tipos principales de DFT, cada uno con diferentes síntomas.

Variante conductual de la DFT

Esta forma de DFT afecta principalmente el comportamiento. Los síntomas pueden incluir:

· Apatía
· Depresión
· Falta de juicio
· Comportamiento hipersexual
· Pérdida de empatía y autoconsciencia
· Conducta impropia
· Comportamiento repetitivo o compulsivo
· Deterioro de la higiene personal
· Cambios de humor
· Hiperactividad
· Reacciones excesivas
· Cambios de personalidad

Afasia primaria progresiva (APP)

Se manifiesta como un deterioro de las habilidades lingüísticas, pero puede progresar hacia problemas de comportamiento como los que se mencionaron antes. Hay dos tipos de APP:

· Demencia semántica. Los pacientes hablan con fluidez y corrección, pero a menudo sin correspondencia con la manera como se conduce la conversación. También tienen dificultad para recordar y usar palabras comunes para objetos específicos, por consiguiente, pueden referirse a una gaviota sólo como "pájaro" o a un pájaro como "animal".

· Afasia progresiva no fluente. Los pacientes no pueden hablar con fluidez ni corrección; es posible que no sean capaces de comprender el lenguaje escrito o hablado.

DFT *con enfermedad de motoneurona* (DFT / EMN)

Los pacientes con DFT/EMN pueden tener problemas de comportamiento y lenguaje, como los que vimos arriba, pero se caracterizan por varias dificultades motrices, incluyendo:

· Torpeza o dificultad con los movimientos finos
· Debilidad muscular
· Dificultad para tragar
· Coordinación deficiente
· Falta de aliento (debido a la debilidad de los músculos respiratorios)
· Rigidez muscular
· Espasmos musculares
· Temblores o crispaciones
· Paso vacilante

CAUSAS

Los científicos desconocen las causas de la demencia frontotemporal, aunque muchos casos de DFT se caracterizan por la presencia de microscópicos cuerpos de Pick, diminutas esferas de proteína tau que se acumulan dentro de tus neuronas, ocasionando que funcionen mal y mueran. Recientemente, algunos estudios han empezado a encontrar relación enre la DFT y ciertas mutaciones genéticas, aunque la magnitud de la relación, si estas mutaciones causan DFT o simplemente elevan la probabilidad de su desarrollo, no se ha comprendido bien. Además, no está claro por qué altera específicamente los lóbulos frontales y temporales. Los investigadores tienen la hipótesis de que hay una conexión entre la DFT/EMN y la esclerosis lateral amiotrófica (ALS o enfermedad de Lou Gehrig), ya que ambas comparten ciertos marcadores genéticos y fisiológicos, incluyendo los síntomas de disfunción motriz. Tiene que investigarse más acerca de esta compleja forma de demencia.

FACTORES DE RIESGO

Debido a la falta de datos definitivos sobre el tema, el único factor de riesgo que se conoce para la DFT son los antecedentes familiares, aunque la mayoría de los pacientes con este mal (alrededor del 60%) no tienen antecedentes de ninguna enfermedad neurodegenerativa (incluyendo ALS o Alzheimer).

DIAGNÓSTICO

Como con las otras formas de demencia principales, no hay un solo examen que determine si una persona tiene DFT. Su temprano inicio, los pacientes son diagnosticados a una edad promedio de 57 años, 13 años antes que el paciente promedio de Alzheimer, a menudo es la mejor pista para identificar la enfermedad. Aunque la DFT comparte muchos síntomas con el Alzheimer, con el que a menudo se confunde, puede distinguirse por la prominencia de problemas lingüísticos y conductuales y por la relativa falta de pérdida de memoria.

Para justificar el diagnóstico de DFT, tu doctor también puede ordenar estudios como:

- Análisis de sangre. Para buscar fuentes de demencia como anemia, infección crónica, toxicidad por medicamentos, azúcar en sangre baja, deficiencias vitamínicas y enfermedad de la tiroides, y para evaluar factores de riesgo como los niveles de colesterol.
- Imagenología cerebral. Pueden usarse tomografías, resonancias magnéticas o tomografías por emisión de positrones o tomografía por emisión de fotón único para localizar o identificar anormalidades del cerebro no causadas por la DFT, sino por infartos, enfermedades de los vasos sanguíneos, golpes o tumores.
- Examen de estado mental. Para evaluar la memoria y las habilidades generales de pensamiento.
- Examen neurofisiológico. Para evaluar diferentes categorías del funcionamiento cognitivo; diferentes aptitudes/ habilidades se ven afectadas por diferentes formas de demencia.

DEMENCIA MIXTA

Es un estado médico en el que se presentan anormalidades cerebrales relacionadas con diferentes formas de demencia al mismo tiempo. Con más frecuencia se refiere a la coexistencia de Alzheimer y demencia vascular, pero también puede describir casos en los que la demencia de cuerpos de Lewy coexiste con Alzheimer. En raras ocasiones, pueden estar presentes cambios relacionados con el Alzheimer, la demencia vascular y la DFT. La demencia mixta también se debe al hecho de que algunas formas de demencia se caracterizan por las mismas anormalidades cerebrales (y podrían originarse por ellas); por ejemplo, los cuerpos de Lewy pueden encontrarse tanto en pacientes de Alzheimer como de DCLEWY.

Los síntomas, las causas y los factores de riesgo de la demencia mixta varían de acuerdo con los tipos de demencia presentes. Debido a que es imposible señalar la naturaleza y variedad de cambios cerebrales en un paciente antes de una autopsia, las personas con demencia mixta a menudo están mal diagnosticados, como si sólo tuvieran una forma de demencia que es responsable de los síntomas más prominentes.

Tiene que hacerse más investigación en torno a este problema recientemente identificado, en particular porque algunos científicos creen que la presencia de múltiples demencias puede aumentar el ritmo y la intensidad a los que un paciente presenta síntomas.

OTROS TIPOS DE DEMENCIA

Además de los principales tipos de demencia que discutimos arriba, este mal también puede ocasionarse por otras enfermedades o condiciones. Muchas de estas causas no pueden evitarse ni prevenirse, incluyendo:

· Mal de Parkinson
· Enfermedad de Huntington
· Enfermedad de Creutzfeldt-Jakob
· Daño cerebral traumático

· Hidrocefalia de presión normal

Otras causas de demencia que son temporales o eliminables, lo que significa que en potencia pueden prevenirse e incluso curarse, incluyen:

· Abuso del alcohol
· Tumores cerebrales
· Disfunción metabólica y endócrina
· Depresión
· Deficiencias alimenticias
· Deshidratación
· Falta de oxígeno
· Toxicidad por metales pesados
· Reacciones a medicamentos
· Enfermedad de la tiroides
· Enfermedades inmunes
· Infecciones
· Síndrome de Wernicke-Korsakoff

Muchos de estos problemas, y sus soluciones, se han discutido anteriormente en este libro.

OPCIONES DE TRATAMIENTO

Aunque la mayoría de las formas de demencia no pueden prevenirse ni curarse, las investigaciones muestran que controlando algunos de los factores de riesgo modificables relacionados con la demencia, puedes retrasar el inicio de estas enfermedades o reducir el avance de sus síntomas. Además, ciertos medicamentos pueden mejorar los síntomas, por lo menos temporalmente.

MEDICAMENTOS FARMACÉUTICOS

Actualmente, la Administración de Medicamentos y Alimentos de Estados Unidos aprobó dos categorías de drogas para el tratamiento del Alzheimer y ciertas formas de demencia. Algunos de estos medicamentos también pueden ser efectivos en el tratamiento de la demencia vascular. Además de estos medicamentos que tratan específicamente el deterioro cognitivo, otros fármacos pueden prescribirse para controlar la depresión, la ansiedad, los trastornos del sueño y las perturbaciones en el comportamiento que se relacionan con la demencia.

Inhibidores de la colinesterasa

Estos medicamentos se usan para tratar Alzheimer, DCLEWY, demencia temporal y deficiencia cognitiva leve. Aumentan en el cerebro los niveles del químico acetilcolina, el principal neurotransmisor responsable de la conducción de señales de la memoria, mejorando potencialmente la memoria, la atención, el humor y el comportamiento. Desafortunadamente, menos de la mitad de todos los pacientes que usen inhibidores de la colinesterasa verán mejoría en sus síntomas. En quienes encuentran ayuda en este medicamento, el avance de los síntomas sólo se retrasa por un tiempo breve, en promedio de seis a doce meses. Los efectos secundarios son raros, pero pueden incluir perturbaciones del sueño, deshidratación, sarpullido, bajo ritmo cardiaco, ataques epilépticos y problemas gastrointestinales como náusea, vómito, diarrea y pérdida de apetito. Los inhibidores de la colinesterasa comunes incluyen donezepilo (Aricept), rivastigmina (Exelon) y galantamina (Razadyne).

Memantina

La memantina (Namenda) regula los niveles de otro neurotransmisor que ayuda en el aprendizaje y la memoria, el glutamato, y mejora la transmisión de la dopamina, que trabaja en el hipocampo y en la corteza prefrontal para ayudar en la cognición. Se ha demostrado que mejora la atención, la apatía, la alerta y el funcionamiento general en los pacientes de Alzheimer, demencia vascular, DCLEWY y DFT. Como los inhibidores de la colinesterasa, la memantina sólo es una ventana temporal de efectividad. Los efectos secundarios son raros, pero incluyen mareo, confusión y somnolencia.

Cambios en el estilo de vida

Pueden mejorar los síntomas y alentar el progreso de la demencia.

Dieta

Hay estudios que demuestran que una dieta baja en grasas y rica en frutas y vegetales (en particular vegetales crudos y hojas verdes como brócoli, col y espinaca) pueden prevenir y reducir los síntomas relacionados con la demencia. Los alimentos ricos en ácidos grasos omega-3, incluyendo el salmón y la caballa, también pueden ayudar a mejorar los síntomas.

Actividad física y mental

Tiene beneficios para la gente de todas las edades y niveles de pérdida de memoria. También puede ayudar a mejorar el humor y la cognición al elevar los niveles de los neurotransmisores. La actividad intelectual o mental regular también es importante; al retar a tu mene con acertijos y juegos de palabras, y buscando una educación que dure toda la vida, puedes ayudar a mantener tus conexiones y redes neuronales sanas.

Reduce el riesgo de enfermedad cardiovascular

La enfermedad cardiovascular es el mayor factor de riesgo para el desarrollo de todos los tipos de demencia, pero en particular para la demencia vascular. Mantén bajos tus niveles de presión sanguínea y colesterol, no fumes y trata cualquier enfermedad cardiaca existente.

Suplementos

Aunque no hay ningún suplemento que pueda prevenir o curar ninguna forma de demencia, hay muchos que puedes usar para tratar e incluso mejorar algunos de los síntomas.

CONCLUSIÓN

Como has visto, la demencia es una enfermedad compleja que puede tener un efecto devastador en tu vida y en la de tus seres queridos. Sin embargo, aunque no puedes prevenir o curar del todo la demencia, hay muchas cosas que puedes hacer para limitar su impacto en tu vida. El propósito de este libro es guiarte en estos asuntos, para que conozcas todas las maneras como puedes mantener tu mente aguda y evitar o restringir el deterioro cognitivo.

SEGUNDA PARTE

LOS PROBLEMAS

8

Actividad física

LA ACTIVIDAD FÍSICA REGULAR ES ESENCIAL PARA MAN-tener una buena salud, no sólo de tu cuerpo, también de tu mente. Debido a los avances en la tecnología y los cambios en el ambiente laboral, las personas tienen actualmente vidas cada vez más sedentarias. Estudios recientes indican que casi el 80% de la población no cumple con las recomendaciones de actividad física de los Centers for Disease Control and Prevention y el American College of Sports Medicine. Peor aún, la inactividad física es la causa de casi una de cada diez muertes prematuras cada año en todo el mundo, sobre todo porque contribuye al riesgo de cardiopatía, diabetes tipo 2, cáncer de mama y cáncer de colon. Un estudio estima que si se redujera la tasa de inactividad física tan sólo el 25%, cada año se evitarían un millón de muertes.

Claramente, la falta de ejercicio es una complicación con consecuencias graves para tu bienestar. ¡Pero es un problema fácil de resolver! Tuve la fortuna de conocer al experto en salud y nutrición Jack LaLanne, antes de que muriera. Cuando le pregunté qué podía hacer para aprender a amar el ejercicio, admitió que a él tampoco le gustaba mucho, pero que le encantaban los resultados.

Una de las grandes consecuencias del ejercicio regular es que tu mente se mantendrá atenta. Además de mejorar tu salud y acondicionamiento general, se ha demostrado que la actividad física incrementa el funcionamiento cognitivo y la memoria. De hecho, según la escritora de salud y ciencia del *New York Times*, Gretchen Reynolds, algunos estudios indican que el ejercicio potencialmente "hace más para fortalecer el pensamiento que pensar". Las investigaciones muestran que el ejercicio es una de las herramientas más poderosas que hay para mejorar la capacidad mental e incluso para prevenir la pérdida de la memoria. Reduce la disminución en la memoria relacionada con el envejecimiento y protege contra el desarrollo de demencia. Según un análisis, la gente de mediana edad que hace ejercicio es un tercio menos propensa a tener Alzheimer cuando llega a los 70 que los que no se ejercitan; incluso quienes empiezan con la actividad física luego de los 60 años vieron mejoras radicales en sus funciones cognitivas y una reducción del riesgo de Alzheimer de 50 %.

El objetivo de este capítulo es brindarte información que necesitas para adoptar y mantener un programa de ejercicios saludable. Al obtener la cantidad adecuada de actividad física para tu edad y estado de salud, puedes ayudar a mantener tu mente tan rápida y precisa como sea posible. ¡Incluso puedes aumentar tu habilidad para pensar, recordar y razonar!

Primero, examinemos qué es ejercicio y por qué es tan bueno para tu cerebro.

¿QUÉ ES LA ACTIVIDAD FÍSICA?
¿QUÉ ES EL EJERCICIO?

Actividad física es cualquier cosa que hace que muevas tu cuerpo. Hay dos categorías principales: aeróbica y anaeróbica. La actividad aeróbica, llamada a menudo actividad de resistencia o cardiovascular, es cualquier forma de movimiento que aumente tu ritmo cardiaco y requiera un consumo adicional de oxígeno. Por el contrario, la actividad anaeróbica, el movimiento físico que ayuda a aumentar la masa muscular; requiere muy poco consumo de oxígeno ya que por lo general dura menos y tiene mayor intensidad. Aunque la actividad aeróbica es a lo que las organizaciones como la American College of Sports Medicine (ACSM) y los Centers for Disease Control and Prevention (CDC) se refieren en general cuando dan recomendaciones de actividad física, las dos formas de movimiento son importantes para el buen funcionamiento cerebral y cognitivo. De hecho, algunas investigaciones indican que las actividades aeróbicas y anaeróbicas pueden estimular y respaldar diferentes partes del cerebro.

La actividad física puede ser casual, como cuando realizas quehaceres domésticos como la jardinería, tiendes las camas o aspiras la alfombra. O puede ser en forma de ejercicio, que se define como actividad física que se planea con el propósito de mejorar la salud y la resistencia; los ejemplos incluyen correr, hacer bicicleta, nadar, levantar pesas, jugar en equipos o incluso caminar vigorosamente. Sin importar cómo se lleve a cabo, la actividad física es indispensable para una buena salud y una mente aguda.

¿CÓMO AYUDA EL EJERCICIO
A TU MENTE?

La mayoría de las personas sabe acerca de los beneficios fisiológicos a largo plazo de la actividad física. El ejercicio eleva tus niveles de energía, ayuda a controlar tu peso, fortalece tus músculos y huesos y reduce el riesgo de que desarrolles diabetes tipo 2 y cáncer de mama, colon y próstata. En el nivel más básico, el ejercicio regular mejora tu calidad de vida general.

Por el contrario, menos personas son conscientes de los beneficios cognitivos del ejercicio aeróbico. Es una pena, ya que la investigación muestra cada vez más, y de forma unánime, que la actividad física tiene un fuerte impacto en tu capacidad para pensar y recordar. Aunque los estudios concuerdan en que el ejercicio aeróbico, incluyendo la actividad física moderada, es la mejor manera de ayudar a tu mente, incluso el ejercicio no aeróbico, como el levantamiento de pesas o el entrenamiento de resistencia, puede tener beneficios para tu cerebro. El ejercicio afecta tu cerebro directa e indirectamente. Como has visto en los capítulos previos, puede influir indirectamente en tu habilidad cognitiva ayudando a prevenir o reducir la inflamación, enfermedades cardiovasculares, el estrés y el insomnio, factores todos que pueden deteriorar tu memoria y agudeza mental.

El ejercicio también desempeña papeles directos en el apoyo a tu cerebro y cognición. En primera, parece estimular el crecimiento de las neuronas y protegerlas de la muerte. Quizá recuerdes que el deterioro de la memoria normal del envejecimiento se relaciona en parte con la deficiencia cerebral leve o el encogimiento. Las investigaciones han mostrado que la actividad física constante limita la velocidad a la que tu cerebro se encoge. Mejor aún, el ejercicio incluso puede hacer que tu cerebro gane en masa y crezca. Una región que parece responder especialmente bien es el hipocampo, el centro de la memoria de tu cerebro, que por lo general es bastante vulnerable al desgaste del envejecimiento. En un estudio de 120 adultos con un promedio de 75 años y sin indicios de demencia, los sujetos que adoptaron un programa de ejercicio aeróbico moderado de tres veces a la semana, vieron un aumento del volumen del hipocampo después de un año, retrasando el declive relacionado con la edad uno o dos años. No nos sorprende que este aumento en el volumen del hipocampo también produjera mejorías en ciertos tipos de desempeño de la memoria.

El ejercicio no sólo crea nueva neuronas, también ayuda a producir y mantener sus sistemas de apoyo. Estas nuevas células cerebrales requieren más nutrientes y oxígeno; para satisfacer esta necesidad, el ejercicio parece aumentar tanto en número de vasos sanguíneos como el volumen de sangre a lo largo de tu cerebro. Mientras mejor sea la circulación en tu cerebro, mejor nutridas estarán tus neuronas, lo que resultará en mejorar tu desempeño cognitivo, habilidad de aprendizaje y memoria.

Además, el ejercicio mejora la neuroplasticidad, o la capacidad de tu cerebro de cambiar y crear nuevas conexiones entre neuronas. La neuroplasticidad es fundamental para integrar nuevas neuronas a las redes neuronales existentes, permitiéndoles funcionar adecuadamente y, por lo tanto, facilitar el aprendizaje y la memoria. Los científicos no saben con seguridad como es que el ejercicio estimula la neuroplasticidad, aunque un efecto que se conoce es que el ejercicio eleva la producción corporal de dos químicos llamados factor de crecimiento insulínico tipo I (FCI-I) y factor neurotrófico derivado del cerebro (FNDC), que estimulan el crecimiento de nuevas neuronas y ayudan al mantenimiento de las redes neuronales existentes. Esencialmente, el ejercicio puede ayudar a que tu cerebro vuelva a conectarse, creando asociaciones nuevas y reforzando las viejas.

Finalmente, parece que el ejercicio eleva varios sistemas neurotransmisores en el cerebro, aumentando los niveles de circulación de dopamina, serotonina, GABA y acetilcolina. Esto tiene varios efectos. Quizá lo más conocido es que los niveles más altos de dopamina y serotonina, tus neurotransmisores del "placer", hacen que el ejercicio sea una gran manera natural de tratar la depresión y otros desórdenes del humor. Pero en general, los niveles altos de neurotransmisores también son fundamentales para mejorar tu cognición y memoria, en parte porque al parecer estimulan la producción de FCI-I y FNDC.

Independientemente de cómo el ejercicio estimula y soporta tu cerebro, los resultados son claros e inequívocos. La memoria espacial (tu habilidad para recordar dónde están las cosas), la memoria semántica (tu habilidad para recordar palabras y hechos) y el funcionamiento ejecutivo (tu habilidad para planear y ejecutar tareas) mejoran significativamente. Además, el ejercicio aumenta la habilidad para consolidar (crear) y recuperar recuerdos; también estimula el aprendizaje más general.

La actividad física mejora significativamente el funcionamiento cerebral y la cognición en gente de todas las edades y nivel de salud, y de hecho podría ser más útil en las poblaciones mayores por su habilidad para prevenir o alentar el deterioro cerebral. Teniendo un régimen regular de ejercicio en tu semana, podrás pensar y recordar mejor y más rápido de lo que lo hacías de ordinario.

¿CUÁNTO EJERCICIO DEBO HACER?

Actualmente, tanto los CDC como la ACSM recomiendan que los adultos hagan alrededor de dos horas y media (150 minutos) de actividad aeróbica de intensidad moderada a la semana, la cual se define como un movimiento que eleva tu ritmo cardiaco y hace que sudes. Una forma fácil para determinar el nivel moderado es que al ejecutarlo puedas hablar, pero no cantar mientras llevas a cabo la actividad. Ejemplos incluirían una caminata vigorosa, aeróbics acuáticos, un paseo en bicicleta, dobles de tenis, baile de salón o actividades domésticas como empujar un cortacésped o recoger hojas. Para cumplir con tus necesidades simplemente necesitas hacer una caminata de media hora cinco veces a la semana.

Alternativamente, puedes aumentar la intensidad de tu ejercicio aeróbico y reducir la cantidad de tiempo que pasas haciéndolo. Si lo prefieres, los CDC recomiendan una hora y quince minutos (75 minutos) de actividad aeróbica de intensidad vigorosa, que se define por un movimiento que te haga respirar profundo y rápido, y ocasione que tu ritmo cardiaco se eleve significativamente. A diferencia de la actividad de intensidad moderada, el ejercicio vigoroso haría muy difícil que digas más que unas cuantas palabras sin detenerte a respirar. Ejemplos incluirían correr o trotar, nadar, tenis individual, saltar la cuerda y jardinería pesada, como cavar un nuevo huerto.

Y, por supuesto, puedes sumar los tiempos e intensidades de tu ejercicio. La regla general es que un minuto de actividad de intensidad vigorosa equivale a dos minutos de actividad de intensidad moderada. Como sea que lo obtengas, el total debe sumar alrededor de 150 minutos de actividad de intensidad moderada a la semana para tener resultados básicos. Así que, por ejemplo, el lunes puedes hacer una caminata de veinte minutos por el parque, el miércoles pasar media hora aspirando la casa y el viernes tomar una clase de 50 minutos de bicicleta en el gimnasio. Como la última actividad es bastante alta en intensidad, sus minutos cuentan doble, lo cual te da el total de los 159 minutos de actividad moderada.

Además del ejercicio aeróbico, los CDC y la ACSM también recomiendan que intentes trabajar en actividades de fortalecimiento muscular (anaeróbica) por lo menos dos veces a la semana. Ya sea que obtengas esta recomendación por medio del levantamiento de pesas, el entrenamiento de resistencia, el yoga o la jardinería, esta actividad de fortalecimiento muscular debe estimular todos tus grupos musculares (piernas, cadera, espalda, abdomen, pecho, hombros y brazos) para mejores resultados. Aunque los investigadores consideran que los beneficios cognitivos del entrenamiento muscular en general son menos radicales que los del ejercicio aeróbico, hay pruebas de que las actividades de fortalecimiento muscular pueden impactar en áreas del cerebro que el ejercicio aeróbico no toca. Además, los estudios muestran que cualquier tipo de actividad física, ya sea aeróbica o anaeróbica, es mejor que nada, por lo menos en lo que a tu memoria respecta.

Si no te has ejercitado en un tiempo, considera las siguientes recomendaciones. Empieza lentamente, avanzando progresivamente a un periodo de ejercicio más largo. No te extenúes, el exceso de ejercicio puede lastimar tu cuerpo y conducir a una inflamación. Asegúrate de calentar primero estirándote. Incluso con un ejercicio leve puedes descubrir que te levantas adolorido al día siguiente; sin embargo, verás rápidamente que las recompensas de mantener un régimen de ejercicio semanal sobrepasan los dolores y molestias.

Ejercítate con un compañero; eso ayuda a que ambos se concentren en la rutina. Y encuentra un gimnasio cerca, mientras más fácil y conveniente sea llegar, más frecuentemente irás.

Si tienes una enfermedad cardiaca o más de 40 años y no te has implicado en una actividad física con regularidad, consulta a tu médico antes de empezar un programa de ejercicio serio. Es posible que tu doctor te haga exámenes físicos y una prueba de estrés para asegurarse de que tu cuerpo puede soportar el esfuerzo.

CONCLUSIÓN

Es importante que comprendas que la actividad física regular, sin importar qué tan vigorosa, no es suficiente para compensar una vida sedentaria. Para mejores resultados debes empeñarte en ser más activo en todos los aspectos de tu rutina diaria. Si tienes un trabajo que requiera que estés sentado en un escritorio durante largos periodos de tiempo, trata de levantarte y estirarte un poco cada hora. Si te gusta ver televisión, levanta pesas o haz sentadillas durante los comerciales. Cuando te llame tu hermana para contarte su último logro, toma la llamada en la calle y camina mientras platican, y, cuando tengas la opción, usa las escaleras y no el elevador.

Los beneficios para tu cuerpo y tu mente serán enormes. Como ya viste, cualquier forma de actividad física puede hacer que crezca tu cerebro y mejorar la circulación y la neurotransmisión dentro de él. Estos cambios tienen el efecto de mejorar significativamente tu cognición y memoria. ¡Así que levántate del sillón y empieza a moverte hoy!

9

Actividad mental

ÚSALO O PIÉRDELO, ES LO QUE MUCHOS MÉDICOS Y científicos dicen de tu cerebro. Aunque el ejercicio físico es esencial para mejorar tu habilidad para pensar y recordar, el ejercicio mental también es muy importante. Así como mantienes un carro antiguo sacándolo a dar una vuelta regularmente, necesitas mantener tu mente activa para asegurarte de que esté en buenas condiciones. Estudios médicos han demostrado que la estimulación cognitiva (hablar de las noticias con un amigo, hacer crucigramas, tocar música o hacer arte) pueden ayudar a mantener tu memoria y evitar potencialmente la demencia. La estimulación social puede ser igual de importante: manteniendo o desarrollando tu red de amistades, parientes y conocidos, también puedes preservar e incluso mejorar el poder de tu cerebro.

Los científicos no comprenden exactamente cómo afectan las actividades cognitivas y sociales al cerebro. Algunos creen que la actividad mental mejora la neuroplasticidad o la capacidad de tu cerebro de cambiar y cultivar nuevas conexiones entre neuronas. Otros creen que una vida de estimulación intelectual y social consistente puede conducir a una mejor reserva cognitiva, o la capacidad de tu cerebro de tolerar los cambios y daños relacionados con el envejecimiento. En un estudio a gran escala y a largo plazo de trece mil ancianos británicos, un estilo de vida cognitivo activo se relacionó con menos enfermedades cardiovasculares (enfermedades de los vasos sanguíneos del cerebro), mayor peso cerebral y mayor densidad y grosor neuronal en el lóbulo frontal. Siguiendo a casi tres mil estadounidenses con estados cognitivos y funcionales normales, el estudio Advanced Cognitive Training for Independent and Vital Elderly (ACTIVE), de 2006, encontró que quienes conocían estrategias para recordar listas de palabras y secuencias veían mejorías a corto y a largo plazo en las funciones generales de memoria y cognición.

Debido a que los efectos del ejercicio cognitivo y social pueden ser difíciles de medirse con el tiempo, ha habido relativamente pocos estudios confiables sobre el tema. Por lo general, sin embargo, los científicos defienden de manera casi unánime los beneficios de ejercitar tu cerebro. Este capítulo ofrece una visión general de las técnicas y actividades que vigorizan tu cerebro y, por lo tanto, mejoran tu memoria y cognición general. Ya sea que tengas 40, 50, 60 o más años, al ocupar tu mente constantemente de varias maneras, podrás mantenerte ágil y concentrado en los próximos años.

ESTANCAMIENTO MENTAL

Para muchas personas que se han dedicado a sus trabajos, llega un momento en que ya no pueden trabajar en sus puestos. Puede ser una elección individual o una dictada por políticas de la compañía. Algunas personas tienen relaciones y compromisos fuera de la oficina; saben que el retiro no significa aislarse de una vida activa. Otros despiertan una mañana y no tienen idea de qué hacer consigo mismos. Mientras que unos encuentran un nuevo propósito, demasiados jubilados terminan alejándose de la sociedad, pasando el tiempo y haciendo muy poca actividad física o mental. Las señales son muy obvias:

· Se vuelven socialmente inactivos
· Ven mucha televisión
· Usan servicios que les evitan hacer sus responsabilidades diarias
· Viajan poco
· Buscan la comodidad y evitan desafiarse de cualquier manera

En pocas palabras, se han resignado a ver la vida pasar. Quizá conozcas a algunas personas que caben en esta descripción. Hay muchas probabilidades de que la falta de actividad mental resulte en alguna forma de pérdida de la memoria. Pero por supuesto que no tiene que ser así. Como verás, estimulando adecuadamente al cerebro, el estancamiento mental no tiene que ocurrirte.

ENRIQUECIMIENTO MENTAL

Como has visto, es de vital importancia que desafíes a tu cerebro para mantenerlo activo y saludable. El ejercicio mental puede disminuir y mejorar la pérdida de la memoria y la deficiencia cognitiva que son normales con la edad; aunque no puede prevenir la demencia, la estimulación cognitiva consistente potencialmente puede retrasar su inicio. A continuación presentamos una lista de cosas que puedes hacer para estimular tu mente.

· **Lee un libro:** Aunque leer en general es una excelente manera de hacer trabajar a tu cerebro, para desafiarlo más intenta leer un libro sobre un tema que normalmente no elegirías. Si prefieres las novelas de misterio, elige uno de economía o cocina; si por lo general limitas tu lectura al periódico, intenta leer un libro de cuentos o de otro tipo de ficción.

· **Haz crucigramas u otros juegos de palabras:** Esto ayuda a mantener tu memoria semántica.

· **Memoriza números de teléfonos, listas del mercado u otro tipo de información:** Aunque una nota o un teléfono pueden almacenarse fácilmente, forzar a tu cerebro para recordar pedazos de información puede ayudar a ejercitar tu memoria. O trata de memorizar un poema, cualquier cosa puede ayudar.

· **Toma clases de música:** Algunos estudios muestran consistentemente que la formación musical puede fortalecer la habilidad verbal y otros tipos de cognición.

· **Aprende un nuevo idioma:** Poder hablar y distinguir entre dos o más lenguas aumenta tu reserva cognitiva. Un estudio indica que los pacientes bilingües con Alzheimer

muestran menos daño cerebral que los pacientes mono-
lingües.

- **Inscríbete a una clase de la universidad o el centro comunitario de tu localidad**: Aprendiendo una nueva habilidad o adquiriendo nueva información, estimulas la
  actividad cerebral.
- **Haz cálculos mentales**: En lugar de usar una calculado-
  ra o computadora, trata de hacer problemas matemáti-
  cos por ti mismo.
- **Haz arte**: Ejercita tu lado creativo pintando, esculpien-
  do o dibujando.
- **Piérdete**: Viaja a un lugar desconocido, a otro estado o
  incluso a una parte de la ciudad que casi nunca visites.
  Deja tu GPS y trata de pasear por la zona con un mapa o
  incluso sólo con tu sentido espacial y de dirección.
- **Aprende a jugar**: Como adulto, el acto de jugar moldea
  el cerebro, abre la imaginación y te permite ser innova-
  dor y resolver problemas.

Con cualquier actividad mental, la clave es que siempre salgas de tu zona de confort. Como dice la doctora
Anne Fabiny, jefa de geriatría de la Cambridge Health
Alliance: "Si es demasiado fácil, no te ayuda". Mientras
más te esfuerces, mejores resultados para tu cerebro. Asegúrate de involucrarte en un aprendizaje activo, aunque
puede ayudar que simplemente atiendas una conferencia o
un evento musical, los mejores ejercicios mentales son los
que te obligan a participar. Lo más importante es que tra-
tes de desafiarte con regularidad a lo largo de tu vida. Las
investigaciones muestran que la gente que hace un hábito
de aprender nuevas cosas, obtiene los mayores y más duraderos beneficios cognitivos.

ESTIMULACIÓN MENTAL

Una red social diversa y bien desarrollada es tan importante como la estimulación intelectual para mantener tu mente ágil. Los estudios muestran que la gente que está aislada o que tiene una red de amigos y familiares limitada o de mala calidad están en mayor riesgo de pérdida de la memoria y deterioro cognitivo. Un ambiente social activo también puede ayudar potencialmente a protegerte contra varios tipos de demencia, incluyendo el Alzheimer. La siguiente es una lista de formas como puedes cultivar una vida rica y gratificante:

- **Haz reuniones regulares con amigos y familiares**: Protégete del aislamiento organizando compromisos para correr, tomar el café sabatino con tu mejor amigo, un juego semanal con tus compañeros de trabajo, o una cena dominical con tu familia. Creando una rutina de interacción social, puedes asegurarte de que nunca te haga falta compañía o estimulación interpersonal.
- **Únete a un grupo**: Encuentra individuos que piensen como tú, uniéndote a un equipo que se especialice en una actividad que disfrutes: cantar en un coro, tocar en la orquesta de tu comunidad, unirte a un grupo de tarjetas o de lectura.
- **Toma una clase**: Las asignaturas no sólo ofrecen una amplia estimulación mental, también promueven la conversación y brindan oportunidades para conocer nuevas personas.
- **Consigue un trabajo**: Si eres capaz y te interesa, trata de desempeñar alguna labor. Incluso el trabajo más pequeño brinda oportunidades de actividad mental y social;

además, puede darte un sentido de propósito y un ingreso adicional.

- **Inicia un negocio:** ¿Has pensado en convertir un pasatiempo serio en una búsqueda profesional? El autoempleo ofrece muchos desafíos y muchas recompensas.
- **Juega en un equipo:** Únete a la liga local de futbol o tenis para que conozcas gente y te ejercites al mismo tiempo.
- **Juegos de estrategia:** Juegos como ajedrez, bridge o mahjong requieren la interacción social y también ejercitan tus funciones ejecutivas y memoria, ya que te estimulan a que planees varios pasos adelante de la meta inmediata. Aunque es muy bueno que te inscribas en una liga o club que te haga salir de casa, muchos juegos también están disponibles en línea y pueden promover una interacción social igualmente satisfactoria.
- **Aprende a bailar:** Como los deportes en equipo, bailar es una excelente manera de pasar tiempo con los demás mientras aprovechas los beneficios de la actividad física.
- **Involúcrate:** El servicio comunitario y el voluntariado te permiten hacer buenas obras mientras cultivas amistades y relaciones. Construye nuevos hogares, trabaja en un comedor popular o lee a niños pequeños.
- **Enseña:** Miles de organizaciones (museos, parques, oficinas de turismo y bibliotecas) buscan gente que se convierta en profesores o guías educativos. Como docente, aprenderás y enseñarás información nueva mientras conoces personas y ayudas en tu comunidad.
- **Mantente en contacto:** Si tienes amigos o familiares que no viven cerca, mantén tus conexiones llamando, escribiendo o enviando correos electrónicos.

Aunque es importante simplemente salir de casa y pasar tiempo con gente nueva, no tienes que convertirte en el alma de la fiesta para desarrollar una red social saludable y valiosa. De hecho, algunos estudios muestran que lo que importa no es la cantidad de tus conexiones sociales, sino la calidad. En otras palabras, dos o tres relaciones profundas y significativas a veces pueden ser más vigorizantes que veinte amistades más superficiales. Dedícate a las amistades que signifiquen más para ti; las amistades de calidad deben brindar apoyo, comodidad y estimulación.

Las ventajas de tomar parte en actividades grupales no terminan en el enriquecimiento social. Muchas de las actividades mencionadas ofrecen beneficios adicionales en forma de ejercicio físico o mental. Al participar en estos pasatiempos multifacéticos, puedes estimular diferentes áreas de tu cerebro de diferentes maneras, aportando un mayor apoyo a tu cognición y tu memoria.

CONCLUSIONES

Muchas de las actividades que te recomendamos son absolutamente gratuitas y permiten que te involucres fácilmente. El objetivo de todas estas actividades es mantener tu mente en condiciones óptimas. Como has visto, la estimulación mental y social son fundamentales para mantener e incluso mejorar tu funcionamiento cognitivo conforme envejeces. Además, hay estudios que muestran que el ejercicio mental y una red social activa pueden protegerte contra otros problemas de salud, incluyendo enfermedades cardiovasculares, ¡e incluso contribuir a una vida más larga! Para tener una mejor memoria y concentración, sal y desafíate a ti mismo. Tu cerebro te lo agradecerá.

10

Sueño

DORMIR BIEN DURANTE LA NOCHE ES MUY IMPORtante para mantener una buena memoria y concentración. Durante el sueño, tu cerebro se recarga restaurando los niveles de hormonas y neurotransmisores que fomentan la agudeza mental y construyendo nuevas conexiones entre neuronas. Como ya vimos, la falta de sueño puede incapacitar significativamente tu habilidad para aprender y recordar información. Además, la pérdida de sueño prolongada puede sentar las bases para muchos otros problemas de salud que también pueden influir en tu funcionamiento cognitivo, como enfermedades cardiovasculares, aumento de peso, depresión y desequilibrios hormonales y de neurotransmisores.

Dicho esto, perder tan poco como una hora de sueño cada noche puede tener consecuencias inmediatas en tus habilidades cognitivas. Cómo duermas en la noche tiene un efecto directo en cómo te sientes y funcionas el día siguiente. Tu cerebro necesita por lo menos seis horas y media de sueño cada noche para desempeñarse adecuadamente; un poco menos de eso y tendrás problemas para recordar detalles, aprender nueva información o ejecutar incluso las tareas mentales más sencillas. La pérdida de sueño a corto plazo también puede abatir tu humor, haciéndote sentir excesivamente sensible, emocional o deprimido. De este modo, con el fin de mantener o mejorar tu memoria y concentración, es importante que optimices la cualidad y la cantidad de tu sueño.

Aunque hay muchas opciones de tratamiento disponibles para la gente que sufre insomnio crónico o a largo plazo, también hay varias recomendaciones y técnicas sencillas que pueden ayudar significativamente a cualquiera que quiera obtener más sueño reparador. Además, hay variedad de suplementos alimenticios que puedes tomar para remediar o evitar la pérdida de sueño. Este capítulo proporciona un panorama básico de hábitos de sueño adecuados y otras formas sencillas de mejorar tu sueño. Para dormir mejor, y tener mejor memoria, ¡sigue leyendo!

CAMBIOS EN TU ESTILO DE VIDA

Con algunos cambios en las prácticas y hábitos que rodean tu rutina de sueño normal, puedes reducir, curar o incluso prevenir el insomnio a corto plazo o agudo. Incluso cuando no sufras de pérdida de sueño regularmente, las siguientes recomendaciones pueden ayudarte a obtener el mayor provecho posible de tus noches para que puedas sacar lo mejor de tus días.

Evita el alcohol antes de la hora de dormir

Aunque generalmente el alcohol actúa como sedante y por lo tanto es una solución tentadora para quienes tienen problemas para quedarse dormidos, hay estudios que muestran que el alcohol que se consume dentro de las seis horas anteriores a la hora de dormir en realidad puede perturbar la segunda mitad del ciclo de sueño, conduciendo a un sueño inquieto o parcial. Para algunos, el alcohol incluso puede empeorar el insomnio o la falta de sueño. Por esta razón, evita consumir alcohol dentro de las seis horas anteriores a la hora en que usualmente te vas a dormir.

Evita el aspartame

Este endulzante artificial se ha relacionado con un mayor riesgo de insomnio.

Evita la cafeína antes de la hora de dormir

La cafeína es un estimulante y puede mantenerte despierto en lugar de ayudarte a dormir. Aunque algunas personas son menos sensibles a la cafeína que otras, en general es mejor evitar el consumo de productos con esta sustancia (café, té, chocolate, algunos refrescos) dentro de las seis horas anteriores a la hora en que usualmente te vas a dormir.

No mires el reloj

No hay nada peor que estar acostado en la cama y ver cómo pasan los minutos en el reloj de tu buró. Este comportamiento sólo aumenta tu estrés y ansiedad, dificultando que duermas. Evita ver el reloj o, mejor aún, deja los relojes fuera de la habitación.

Come de cinco a seis pequeñas comidas al día

Para algunos, la baja de azúcar en la sangre a media noche puede estimular la producción de hormonas que los despiertan, incluyendo la epinefrina, el glucagón, el cortisol y la hormona de crecimiento. Para regular el azúcar en la sangre come de cinco a seis comidas pequeñas a lo largo del día en lugar de las tres grandes tradicionales. Un tentempié antes de la hora de dormir puede ayudarte a mantenerte dormido: un plátano es una buena elección, porque contiene magnesio y tritófano, dos sustancias que promueven un mejor descanso.

Establece una rutina para irte a la cama

Trata de crear un rito que puedas seguir cada noche en los treinta minutos anteriores a la hora en que te acuestas, como leer un libro en otra habitación, beber un poco de leche tibia, escuchar música relajante o tomar un baño caliente. Después de un tiempo, estos rituales empezarán a preparar al cuerpo para irse a dormir.

Haz ejercicio regularmente

Las investigaciones muestran que el ejercicio regular puede promover el sueño y evitar el desarrollo del insomnio crónico. La actividad física reduce el estrés y aumenta los niveles de serotonina, facilitando que te quedes dormido. Es mejor hacer ejercicio en la mañana o temprano en la tarde; ejercitarte poco antes de dormir puede vigorizarte y evitar que te duermas.

Obtén mucha luz del sol durante el día

La luz del sol ayuda a mantener tus ritmos circadianos, incluyendo tu ciclo de sueño y vigilia.

Vete a la cama cuando en realidad estés cansado

Es importante que seas capaz de reconocer cuando tu cuerpo está físicamente preparado para ir a la cama y cuando sólo estás mentalmente fatigado.

Mejora tu ambiente para dormir

Hay estudios que demuestran que una habitación oscura, fresca y silenciosa es el mejor ambiente posible para dormir. Asegúrate de cubrir tus ventanas con persianas o cortinas, la luz del sol puede arrancar tu ciclo de sueño y vigilia, ocasionando que te despiertes más temprano de lo que te gustaría. Si vives en una ciudad o en otro lugar donde el ruido es un problema, considera invertir en tapones para los oídos o una máquina de ruido blanco que bloquee los sonidos que puedan despertarte o evitar que te duermas.

Mantén a las mascotas fuera de la habitación

Puede ser difícil que les digas que no, pero tus mascotas a veces pueden interferir con una buena noche de descanso. Las mascotas tienen un ciclo de sueño y vigilia diferente al nuestro y a menos que quieras estar supeditado a su idea de cuando debes levantarte, es mejor que los mantengas fuera de la habitación.

Mantén un horario de sueño fijo

Para dormir mejor, es importante que mantengas una rutina estable, con horarios de acostarte y levantarte fijos. Decide a qué hora te quieres ir a la cama y a qué hora te quieres levantar ¡y apégate a esas horas todos los días! Cambiar tu horario de un día a otro perturba tus ritmos circadianos y puede resultar en un sueño malo o reducido.

Controla el dolor

Si el dolor muscular, de articulaciones o de nervios te mantiene despierto en la noche, asegúrate de tomar un analgésico justo antes de la hora de dormir. Es importante que los efectos del medicamento duren a lo largo de la noche para que no te despiertes en la noche por el dolor y tengas problemas para volverte a dormir.

¡No tomes siestas!

Evita tomar siestas durante el día, ya que pueden impedir que más tarde tengas una noche completa de sueño.

Usa ejercicios de respiración y otras técnicas de relajación

Si estás ansioso o tenso por el estrés, técnicas como la relajación muscular progresiva, el rezo, la meditación y los ejercicios de respiración pueden ayudar a que te quedes dormido más rápidamente.

Usa tu cama sólo para el dormir y el sexo

Los terapeutas conductuales creen que al reforzar la asociación entre tu cama y el sueño, podrás dormirte más rápido. No leas, veas televisión ni uses tu *laptop* o tableta mientras estás en cama. Al limitar las horas que pases en la habitación a las de sueño y sexo estableces mentalmente que la recámara es un lugar sólo para estas dos actividades. Si no te puedes dormir después de media hora de estar acostado, levántate y ve a otro cuarto para que no desestabilices la relación.

CONTROL DEL ESTRÉS

El estrés es la mayor causa del insomnio agudo o a corto plazo. Si estás bajo mucha tensión, digamos, si tienes una fecha de entrega en el trabajo o si te peleaste con tu esposo, es posible que no puedas dormir adecuadamente. Esto se debe a que el estrés hace que tu cuerpo produzca más cortisol, una hormona que desempeña un papel importante en la regulación de tu ciclo de sueño y vigilia.

Bajo circunstancias normales, la concentración normal de cortisol de tu cuerpo llega a su pico temprano por la mañana, diciéndole a tu cuerpo que se despierte. A partir de ese punto, tu nivel de cortisol declina, llegando a su punto más bajo alrededor de una hora antes de la que normalmente te vas a dormir, cuando, desprovisto de esta hormona "de actividad", finalmente te duermes. Alrededor de dos horas después de medianoche, tu cuerpo otra vez empieza a producir cortisol, aumentando la producción gradualmente hasta que el nivel llega a su pico y te despiertas otra vez. Cuando este ciclo se desarrolla como la naturaleza pretende, tus horas de vigilia son productivas y tu sueño es profundo y reparador.

Desafortunadamente, el ciclo normal del cortisol se perturba fácilmente con el estrés, que fuerza a tu cuerpo a producir más cortisol para que puedas lidiar con las presiones de la vida cotidiana. Con niveles más altos de esta hormona "despertadora" en tu sistema, en particular en las noches, cuando tus niveles de cortisol deben ser lo más bajos, a mucha gente le cuesta trabajo dormir. A veces, el estrés puede incluso causar que el ciclo de producción de cortisol se revierta y llegue a su pico durante el tiempo de sueño normal y llegue al punto más bajo antes de despertar. Como resultado, estás ansioso y alerta cuando deberías estar dormido y somnoliento y cansado cuando deberías tener energía.

Debido a que el estrés interfiere con tu ciclo de sueño, es importante que lo controles. Aunque no serás capaz de eliminar todas las fuentes de estrés de tu vida, seguramente puedes reducir sus efectos usando cualquiera de las técnicas de control de estrés que vimos antes. Siguiendo estás recomendaciones, puedes descubrir que eres capaz de reducir significativamente tu nivel de estrés, y así limitar su impacto en tu sueño y tu memoria.

SUPLEMENTOS ALIMENTICIOS

Además de mejorar tus hábitos de sueño y controlar tu estrés, también puedes tomar ciertas vitaminas, minerales, aminoácidos y suplementos botánicos que pueden ayudar a aliviar o evitar la pérdida de sueño.

SUPLEMENTO	DOSIS	CONSIDERACIONES
Amapola californiana (*Eschscholzia californica*)	Como indique la etiqueta	La concentración del extracto varía de una marca a otra; por eso, es mejor seguir las instrucciones que se indiquen en la etiqueta

SUPLEMENTO	DOSIS	CONSIDERACIONES
Manzanilla	Como té, tres o cuatro veces al día	No se use en conjunto con otros sedantes, incluyendo el alcohol. No debe tomarse con anticoagulantes o por gente que no coagule bien
5-hidroxi triptófano (5-HTP)	50 a 300 mg diarios	Puede acompañarse por magnesio para aumentar su efectividad. Interfiere con antidepresivos. No debe tomarse con medicamentos para el mal de Parkinson. Consulta a tu médico antes de consumirlo si tienes diabetes, presión sanguínea alta, cardiopatía o una enfermedad autoinmune
Lúpulo	Como indique la etiqueta	La concentración del extracto varía de una marca a otra; por eso, es mejor seguir las instrucciones que se indiquen en la etiqueta
Lavanda	Como indique la etiqueta	La concentración del extracto varía de una marca a otra; por eso, es mejor seguir las instrucciones que se indiquen en la etiqueta
Bálsamo de limón	Como indique la etiqueta	No usar si tienes glaucoma
L-teanina	100 a 200 mg, en la mañana y en la tarde	La concentración del extracto varía de una marca a otra; por eso, es mejor seguir las instrucciones que se indiquen en la etiqueta
Magnesio	400 a 600 mg diarios	Puede causar heces poco firmes

SUPLEMENTO	DOSIS	CONSIDERACIONES
Magnolia officianalis	Como indique la etiqueta	La concentración del extracto varía de una marca a otra; por eso, es mejor seguir las instrucciones que se indiquen en la etiqueta
Melatonina	0.5 a 3mg diarios	Las dosis altas pueden causar mareo, dolor de cabeza, insomnio o depresión. Puede amplificar los efectos de los medicamentos que bajan la presión sanguínea o aumentar los niveles de azúcar en algunos diabéticos
Pasiflora	Como indique la etiqueta	Las dosis altas pueden causar arritmia (latidos irregulares). Puede interferir con los inhibidores de la monoaminooxidasa
Triptófano	2 000 mg diarios	Evite el consumo de proteínas justo antes de usarlo. Puede tomarse con vitaminas B6, B3 o magnesio para obtener la efectividad máxima. Puede interferir con los inhibidores selectivos de la recaptación de serotonina y los inhibidores de la monoaminooxidasa
Valeriana (*Valeriana officinalis*)	Como indique la etiqueta	Debe tomarse con vitaminas B6, B3 o magnesio para obtener la efectividad máxima. Puede ocasionar dolores de cabeza, mareos, inquietud, palpitaciones o molestias gastrointestinales. No debe ingerirse durante el embarazo o la lactancia

SUPLEMENTO	DOSIS	CONSIDERACIONES
Vitamina B1 (tiamina)	10 a 100mg diarios	Las dosis altas pueden mermar tu cuerpo de vitamina B6 (piridoxina) y magnesio
Vitamina B6 (niacinamida)	50 a 3000 mg diarios	Los efectos sedantes pueden amplificarse con el uso simultáneo de L-triptófano. Puede causar enrojecimiento de la piel, sensación de calor, problemas estomacales o piel seca. Consulta a tu médico si tomas más de 100 mg diarios; las dosis más altas pueden causar daño en el hígado, úlceras pépticas o intolerancia a la glucosa. No debe tomarse por enfermos del hígado o al mismo tiempo que otras vitaminas del complejo B
Vitamina B12 (cobalamina)	800 a 1000 microgramos diarios	Puede causar diarrea, coágulos, comezón o reacciones alérgicas. Consulta a tu médico antes de usar si tienes alta la presión sanguínea u otras cardiopatías
Ziziphus spinosa	Como indique la etiqueta	La concentración del extracto varía de una marca a otra; por eso, es mejor seguir las instrucciones que se indiquen en la etiqueta

CONCLUSIÓN

Como has leído, una noche completa de descanso es esencial para mantener tu memoria y concentración. Si sospechas que no estás durmiendo lo suficiente, o que el sueño que estás obteniendo es de mala calidad, hay muchos pasos que puedes dar para remediar este problema. Las técnicas, estrategias y suplementos que discutimos en este capítulo te ayudarán a mejorar tus habilidades para dormirte y mantenerte dormido. ¡Duerme mejor y ve mejoras inmediatas en tu concentración y memoria!

Control de estrés

DIARIAMENTE TODOS SENTIMOS ESTRÉS EN CIERTO grado. Cuando sucede, nuestros cuerpos automáticamente liberan hormonas especiales para controlar las situaciones difíciles en las que nos encontremos. La liberación de hormonas del estrés es parte de un mecanismo de supervivencia básico que permitía que nuestros antiguos ancestros reaccionaran rápidamente para protegerse a sí mismos de una amenaza. Cuando enfrentaban un peligro (como la cercanía de un tigre dientes de sable), estas hormona brindaba una ráfaga de energía temporal, aumentaba el ritmo cardiaco y el desempeño muscular para que pudiera combatirlo o huir de él. Por eso, esta reacción bioquímica se conoce como la respuesta "de lucha o huida". Una vez que el peligro pasa, las hormonas se diluyen y la vida continúa como antes.

La respuesta "de lucha o huida" es una característica integrada al diseño evolutivo de nuestros cuerpos, que no sólo se desencadena por episodios agudos o breves de percepción de peligro, sino por cualquier situación que interpretemos como estresante, ya sea que te persiga un dientes de sable o que tengas una fecha de entrega próxima, la respuesta de tu cuerpo es la misma: se liberan hormonas del estrés para ayudarte a lidiar con él. El problema es que para muchos de nosotros el estrés ya no es una reacción aguda (temporal) a una amenaza inmediata. Mientras lidiamos con presión del trabajo, problemas de relaciones y preocupaciones financieras, el estrés se percibe cada vez más como una reacción crónica, a largo plazo, y las hormonas de estrés se liberan en un intento regular y al parecer fútil para aclarar la testaruda causa del problema.

Esta respuesta de estrés crónico puede tener un impacto devastador en tu cuerpo y en tu mente. Como ya vimos, el estrés puede causar estragos en tu cerebro. Los excesivos niveles de cortisol, la hormona del estrés más común, pueden dañar neuronas y cambiar las conexiones eléctricas existentes entre ellas, conduciendo a la pérdida de funciones cerebrales, en particular en el hipocampo (el centro de tu memoria) y la amígdala (tu centro emocional). Básicamente, el estrés puede disminuir gravemente tu memoria y tu concentración.

El estrés no sólo afecta tu mente directamente, también influye de manera indirecta en la cognición, pues contribuye en varias enfermedades que impactan independientemente en tu memoria y agudeza mental. Como recordarás, el estrés puede contribuir a la pérdida del sueño y el insomnio; también puede aumentar el riesgo de cardiopatía. Además, el cortisol alto puede afectar los niveles de tus otras hormonas y neurotransmisores, alterando el balance químico que es tan importante para la salud de tu cerebro.

Debido a que el estrés es dañino para tu agudeza mental de muchas maneras, es muy importante que aprendas a controlar su impacto en tu vida. Este capítulo te da una serie de recomendaciones que te ayudarán a protegerte de la influencia dañina del estrés crónico. Aunque no serás capaz de eliminar todas las fuentes de estrés de tu vida, sí puedes reducir sus efectos con varias estrategias sencillas que resumiremos aquí. Mientras menos estresado estés, más aguda estará tu mente en los próximos años.

IDENTIFICA LA CAUSA

Algunas fuentes de estrés son agudas e impredecibles (una ponchadura de llanta, un enfermedad inoportuna o el retraso de un tren) no es posible que sepas cuándo surgirán estos problemas, aunque por lo general se resuelven rápidamente. Pero muchos estresores más son predecibles, ya que constituyen fuentes de frustración a largo plazo o crónicas. Puede parecer obvio, pero es muy importante que puedas reconocer qué personas, acontecimientos o situaciones te ponen ansioso, te hacen infeliz o te enojan. ¿Cuáles (o quiénes) son tus desencadenantes? Algunos disparadores pueden ser claros (un negocio pendiente, una pelea con tu pareja o una tarjeta de crédito que no puedes pagar). Pero a veces los productores del estrés son menos obvios: simplemente estar ocupado, tener demasiados compromisos o incluso hacer un gran cambio en tu vida pueden hacer que te sientas abrumado o incapaz de salir adelante. Evalúa la situación: ¿qué funciona en tu vida ahora mismo? ¿Qué no? Para poder controlar tus problemas con éxito, primero tienes que identificarlos. Toma en cuenta las fuentes de estrés más comunes:

· Problemas relacionados con el trabajo
· Relaciones personales
· Peleas u obligaciones familiares

- Problemas de salud
- Problemas financieros
- Entorno (ruido, toxinas, etcétera)

ELIMÍNALOS

Muchas fuentes de estrés crónico simplemente no van a desaparecer solas; otras, como las dificultades financieras o un paso difícil en una relación, pueden tomar tiempo para resolverse. Sin embargo, algunos factores sí pueden eliminarse. Por ejemplo, si te gusta jugar tenis, pero odias tener que participar en la competitiva carrera de tu club, considera jugar en otro lado, no hay motivo para convertir una actividad divertida en una responsabilidad onerosa o en una fuente de estrés. Algunas veces, el estrés proviene de la sensación de que no tienes control; tomar la decisión de moverte de una situación estresante a veces puede hacer mucho para que recuperes la sensación de control y mejores tu panorama general. Esto no quiere decir que debes eliminar todos los puntos estresantes de tu vida; un poco de cambio y desafío puede ser positivo. Y, por ejemplo, a pesar de lo loco que te vuelvan tus hijos a veces, hay muchas razones de peso por las que debes mantenerlos cerca. Pero si los contras superan los pros, si tu estrés se convierte en angustia, puede ser momento de que consideres si de verdad necesitas a cierta persona o cierta situación en tu vida.

REDÚCELOS

Como no siempre podrás eliminar todas las fuentes de estrés de tu vida, es muy importante que puedas reducir el poder que tienen en ti. Trata de aminorar la frecuencia con la que tienes que lidiar con fuentes de estrés, o baja su intensidad. Si pasar tiempo con tus padres te hace sentir que te quieres arrancar el cabello, velos con menos frecuencia, o encuentra una actividad divertida de bajo impacto que puedan hacer sin empezar a pelear. Si llegaste a un punto muerto en una negociación, tómate un descanso. Esto puede apaciguar la tensión, permitiendo que recuperes la perspectiva y la calma; a veces un poco de espacio para respirar es lo único que necesitas para hacer una situación estresante menos aguda.

CONTROLA TU TIEMPO

Una de las cosas más importantes que puedes hacer para reducir el estrés es ganar el control sobre tu tiempo. Mantente ocupado, pero no te comprometas más de lo que puedas. Calcula cuanto trabajo y responsabilidad puedes asumir sin sentirte abrumado y asegúrate de hacer tiempo para ti, tu familia y tus amigos. Como una vez escribió el poeta Carl Sandburg: "El tiempo es la moneda de tu vida. Es la única moneda que tienes y sólo tú debes determinar cómo gastarla. No permitas que otros la gasten por ti".

MUÉVETE

El ejercicio es una de las mejores formas de combatir el estrés. No sólo es bueno para tu salud general; también eleva tu producción de ciertos neurotransmisores que hacen que te sientas mejor y ayudan a promover el sueño. Para mejores resultados, los expertos en salud recomiendan hacer por lo menos treinta minutos de ejercicio aeróbico moderado diario, pero cualquier forma de actividad física es mejor que nada.

DEJA SALIR TU ENERGÍA

El estrés puede hacerte sentir extrañamente alerta o inquieto, lo cual te distraería y te dificultaría concentrarte. Pon a trabajar esa energía nerviosa realizando una actividad divertida: entrena un deporte, ve a bailar, canta en un coro, ten un pasatiempo o haz trabajo comunitario. Manteniéndote activo y comprometido, podrás concentrarte mejor y recordar más rápido; también dormirás mejor. Como ya vimos, la estimulación mental y social puede ser benéfica en lo que respecta a mantener tu humor y funciones cognitivas. Alternativamente, haz algo útil: limpia el ático, lava el carro o termina de organizar un álbum de fotos. Completar tareas prácticas puede darte una sensación de satisfacción personal y recordarte que con un poco de trabajo se puede superar la mayoría de los obstáculos.

MANTENTE AL TANTO

Es importante tener una red de apoyo fuerte, especialmente durante los tiempos estresantes. Pasar tiempo con gente que se preocupa por ti puede ayudarte a tener perspectiva sobre tu situación, así como alivio emocional. Recuerda que lo que importa es la calidad de tus relaciones, no la cantidad. Una interacción significativa con un amigo o familiar puede darte algo para reflexionar y paz mental.

RELÁJATE

Puedes entrenar a tu cuerpo y a tu mente para relajarte practicando tai chi, yoga u otras actividades meditativas. Muchos de nosotros contenemos el aliento o dejamos de respirar normalmente cuando estamos estresados; los ejercicios de respiración pueden ayudar a controlar las reacciones inmediatas al estrés y también facilitar la transición al sueño en la noche. Busca una clase de yoga que esté convenientemente cerca de ti.

EXPRESA TUS SENTIMIENTOS

No enfrasques tus ansiedades, sólo las empeorarás. Más bien, exprésate; aprende a identificar las fuentes de tu estrés para que seas más capaz de lidiar con ellas. Si no te sientes cómodo hablando de tus problemas con un amigo o familiar, considera platicar con un terapeuta o consejero religioso. Y en caso de que las discusiones cara a cara te parezcan estresantes, hay muchos sitios de internet con grupos de chat que puedes usar.

CONSUME UNA DIETA BALANCEADA

Como ya discutimos, una dieta completa y bien balanceada puede hacer una gran diferencia en tu bienestar y salud generales. Al asegurarte de que tu cuerpo tiene todos los nutrientes que necesita, puedes protegerlo contra ciertas fuentes de estrés fisiológicas o ambientales. Además, tienes que saber que el estrés crónico puede agotar tu cuerpo de muchos nutrientes esenciales, como magnesio, potasio, vitaminas B, vitamina C, zinc y taurina. Por eso, quizá quieras consumir suplementos alimenticios para asegurarte de que tienes las reservas adecuadas de estas sustancias vitales.

EVITA LAS TOXINAS

Evita los químicos que actúan como venenos en tu cuerpo. Las toxinas esencialmente son estresores ambientales que pueden dañar tu cuerpo y evitar que tu mente funcione adecuadamente. Además de los metales pesados que ya analizamos, tal vez quieras considerar reducir o eliminar tu exposición al azúcar o los sustitutos de azúcar, la cafeína, la nicotina, el alcohol y las drogas; estos químicos pueden ser muy dañinos para tu cuerpo y tu cerebro. Si tienes alguna alergia o intolerancia a algún alimento, evita el contacto con esas sustancias.

SÉ POSITIVO

A veces, tú puedes ser tu peor enemigo; la negatividad o el cinismo pueden interponerse fácilmente en el camino de una vida productiva y sana. Hay estudios que demuestran que los optimistas tienden a tener vidas más largas, sistemas inmunes que reaccionan mejor y menor riesgo de enfermedades cardiovasculares. También manejan mejor el estrés. Así que trata de mantener una perspectiva positiva y elimina lo que los terapeutas llaman "pensamiento negativo", el monólogo interior que tienes contigo mismo. No te deprimas y recuérdate que es más probable que a la larga todo salga bien. Si estás tratando de cumplir con una fecha de entrega en el trabajo, no te digas a ti mismo que nunca lo vas a terminar o que a tu jefe no le van a gustar los resultados. Piensa que tu jefe te contrató por una razón y que ya has entregado tu trabajo a tiempo antes. La mayoría de los obstáculos se puede superar; si puedes recordar eso, todos los retos pueden manejarse más fácilmente.

CONCLUSIÓN

El estrés puede dominar tu vida si tú lo dejas. Sin embargo, si estás leyendo este capítulo, es posible que hayas hecho un compromiso para tener una vida más tranquila y consciente. Este compromiso es el primer paso para reducir tu estrés. Siguiendo los consejos anteriores, podrás disminuir significativamente tu estrés ¡y limitar su impacto en tu memoria y cognición!

Dieta

EN LO QUE RESPECTA A MANTENER SANA A TU MENTE, una de las cosas más importantes es adoptar una dieta saludable y bien balanceada. Como has visto a lo largo de este libro, las sustancias que le des a tu cuerpo pueden tener un efecto profundo en tu memoria y cognición. En ningún caso es más cierto que en lo que se refiere a tu régimen alimenticio. La dieta moderna estándar, basada en alimentos procesados, azúcares, carbohidratos simples y grasas saturadas y trans, es responsable de muchos de los graves problemas de salud que aquejan actualmente a la población. Más importante aún, es que este tipo de comida no le hace ningún favor a tu cerebro. Contribuye al aumento de peso, la cardiopatía, la inflamación crónica y el desequilibrio hormonal, condiciones que pueden impedir la agudeza de tu mente, como ya has leído.

Claramente es necesario un cambio en los hábitos. Durante décadas, los científicos de todo el mundo han afirmado que la dieta mediterránea es el régimen nutricional más seguro y efectivo para estimular una mejor salud general y la longevidad. Con base en las costumbres culinarias de Creta, Grecia y el sur de Italia, la dieta mediterránea hace hincapié en el consumo de frutas, vegetales, pescado, legumbres y granos enteros y limita el de carnes rojas y grasas poco saludables. Para mejores resultados, los médicos recomiendan que los pacientes también adopten los fuertes lazos sociales y el estilo de vida físicamente activo relacionado con la dieta mediterránea.

Los resultados son bien conocidos. Empezando con el estudio de los siete países, una investigación intercultural a largo plazo de riesgo de ataque cardiaco que empezó en 1950, incontables reportes y análisis han confirmado las ventajas de la dieta en la promoción de la salud cardiovascular. Además, investigaciones subsecuentes han relacionado al régimen mediterráneo con menores tasas de cáncer, diabetes y mortalidad en general.

Pero los beneficios de la dieta mediterránea no se limitan a tu cuerpo. Sorprendentemente, estudios recientes han indicado que un estilo mediterráneo puede ayudar enormemente a tu cerebro, reduciendo significativamente el deterioro mental y protegiéndote de la deficiencia cognitiva leve y varias formas de demencia, incluyendo Alzheimer. Un estudio reciente estimó que una alta adherencia a la dieta mediterránea se relacionó con un riesgo 28 % menor de desarrollar deficiencia cognitiva leve y 40 % menor de desarrollar Alzheimer en pacientes mayores. La dieta no sólo ayuda a controlar varios factores de riesgo (incluyendo enfermedades cardiovasculares e inflamación crónica) que también contribuyen a la probabilidad de desarrollar demencia, sino que también incluye varias vitaminas, antioxidantes y otros nutrientes que independientemente mantienen y mejoran el funcionamiento cerebral.

Debido a las muchas ventajas de la dieta mediterránea, ha sido recomendada por muchas instituciones, como la Organización Mundial de la Salud, la American Heart

Association, y las clínicas de Mayo y Cleveland. Sin embargo, adoptar un régimen de este estilo de ninguna manera es una carga. Una de las razones por la que la dieta mediterránea es tan exitosa es que a pesar de los cambios que tienes que hacer, todavía puedes consumir alimentos muy sabrosos y satisfactorios. De modo que este capítulo ofrece algunas recomendaciones para adoptar un plan. ¡Alimentando bien a tu cuerpo, puedes nutrir tu mente efectivamente!

EVITA LOS ALIMENTOS PROCESADOS

Evade el azúcar y sus sustitutos, como el aspartame. Estas sustancias pueden actuar como toxinas, ocasionando inflamación crónica y perturbando tu equilibrio hormonal. En cambio, la dieta mediterránea recomienda que satisfagas tus ganas de dulce con frutas completas, no sólo jugos, ya que incluso cuando no son endulzados pueden contener tanta azúcar como un refresco. Si tienes que realzar la dulzura de cierto platillo, usa una sustancia natural, como la miel o el néctar de agave.

De igual modo, evita o elimina de tu dieta los alimentos procesados. Hay estudios que indican que las nuevas técnicas de procesamiento de alimentos, como calentamiento excesivo, irradiación, ionización, pasteurización y esterilización pueden promover la inflamación crónica en un grado bajo al contribuir a la glicación (enlace anormal de proteínas) y la oxidación de proteínas y lípidos. Ciertas preparaciones caseras de alimentos se suman al procesamiento: freír, asar y tostar tus alimentos pueden aumentar la glicación.

En lugar de usar estos métodos de preparación, trata de cocer ligeramente al vapor, hervir, escalfar y cocinar tu comida a fuego lento; esto puede ayudar a reducir la formación de estas sustancias.

- Vino: 1 a 2 porciones diarias
- Carnes y dulces: menos seguido
- Pollo, huevo, queso y yogurt: pequeñas porciones diarias
- Pescado y mariscos: 2 a 4 porciones a la semana
- Frutas, vegetales, granos enteros libres de gluten, aceite de oliva, vainas, nueces, hierbas y especias: las bases de cada comida

COME FRUTAS Y VERDURAS

Las plantas alimenticias son el elemento central de la dieta mediterránea. Además de tener buen sabor, aportan muchos beneficios significativos. Para empezar, las frutas y los vegetales bajos en almidón son bajos en calorías, pero ricos en nutrientes fundamentales para la salud de tu cerebro, como las vitaminas A y C. A menudo, estos nutrientes vienen en forma de antioxidantes, vitaminas y minerales especiales que ayudan a luchar contra la inflamación y los radicales libres que dañan tu sistema nervioso y otras áreas. Las frutas y los vegetales también están llenos de fibras (y estos carbohidratos no digeribles te hacen sentir lleno y ayudan a reducir el riesgo de cardiopatía y desórdenes gastrointestinales) y contienen compuestos especiales llamados esteroles vegetales, que limitan la cantidad de colesterol que absorbe tu sistema digestivo.

Junto con los granos enteros, las frutas y vegetales deben ser la base de cada comida. Trata de comer entre cuatro y ocho porciones de vegetales sin almidón y de dos a cuatro porciones de fruta al día. Tradicionalmente, la dieta mediterránea hace uso de jitomate, que contiene el poderoso antioxidante licopeno, que por sí mismo se relaciona con tasas más bajas de cáncer. Un estudio inicial muestra que el licopeno utilizado para la reducción del daño de los radicales libres y el estrés oxidativo puede resultar en una mejor función cognitiva. Para que tenga más potencia nutritiva, los médicos recomiendan que la gente coma muchas hojas verdes (espinaca, acelga) y vegetales crucíferos (brassica) como el brócoli y la col. Estos vegetales contienen altos niveles de antioxidantes y otros fitoquímicos que combaten la inflamación y el cáncer y te ayudarán a mantener tu cuerpo y mente sanos en los próximos años. También deberías elegir frutas llenas de fibra y antioxidantes, como mora azul, zarzamora, cereza, durazno, ciruela y frambuesa. Para maximizar el contenido nutricional de las plantas que consumas, selecciónalas frescas, orgánicas, estacionales y cultivadas en tu zona.

LIBRES DE GLUTEN

Aunque los granos enteros son esenciales en la dieta mediterránea, muchos contienen un tipo especial de proteína llamado gluten. Actualmente, una porción significativa de la población es sensible a éste (una condición llamada intolerancia al gluten) o alérgica a él (una enfermedad más grave llamada celíaca) y las investigaciones sugieren que el número seguirá creciendo en el próximo siglo. Mucha gente ni siquiera sabe que es alérgica al gluten y, a menudo, esta enfermedad se diagnostica erróneamente como síndrome de intestino irritable u otra enfermedad gastrointestinal. En un estimado, hay treinta personas que lo sufren sin diagnóstico por cada persona diagnosticada con enfermedad celíaca.

Debido a la prevalencia de intolerancias y alergias al gluten, recomiendo que limites tu consumo de granos que lo contengan, incluyendo trigo, centeno, burgul, cuscús, sémola cebada y malta, triticale, trigo, kamut y avena. No tienes que eliminar todos los cereales de tu dieta. Más bien, trata uno de los siguientes granos:

· Arroz
· Arroz salvaje
· Maíz
· Tef
· Alforfón
· Sorgo
· Mijo
· Quinoa
· Amaranto

A diferencia de las populares dietas bajas en carbohidratos, la dieta mediterránea fomenta el consumo de grandes porciones de granos enteros: se recomiendan cuatro porciones diarias.

GRASAS MALAS Y BUENAS

La dieta mediterránea no es baja en grasas; las calorías aproximadas que se derivan de la grasa representan el 30% del consumo total. En cambio, el régimen mediterráneo distingue y elige entre los tipos de grasa que se consumen. En lugar de comer lípidos saturados y trans (malas), como mantequilla, manteca y aceites hidrogenados, la dieta mediterránea tradicionalmente hace uso de la grasa insaturada (buena), como el aceite de oliva, que se relaciona con tasas más bajas de obesidad, cardiopatía y ciertos tipos de cáncer. El aceite de oliva también contiene grasas esenciales y antioxidantes que pueden reducir la inflamación y satisfacer el hambre por periodos de tiempo largos. Recientemente, los profesionales médicos también recomendaron el uso de aceite de canola, que contiene ácidos grasos omega-3 y omega-6.

INCORPORA LOS OMEGAS

Los ácidos grasos omega son grasas esenciales, lo que significa que tu cuerpo no los produce, pero que son fundamentales para el funcionamiento de tu cuerpo, pues ayudan a mantener la integridad de tus células y facilitan la transportación de nutrientes. Cuando se consumen en cantidades adecuadas, pueden combatir la inflamación, reducen el colesterol "malo", moderan la presión sanguínea y en general ayudar a reducir el riesgo de enfermedad cardiovascular. Los omega-3 se encuentran en las semillas de calabaza, nuez, vegetales de hojas verdes y peces de agua fría, como salmón, halibut y trucha. Los omega-6 se encuentran en muchos aceites prensados en frío, como maíz, canola, soya, girasol, cártamo y sésamo. En general, los nutriólogos recomiendan consumir ácidos grasos omega-3 y omega-6 en proporción balanceada (uno a uno o uno a dos); algunas pruebas indican que un exceso de omega-6 puede conducir a enfermedades inflamatorias como artritis reumatoide y enfermedad inflamatoria del intestino.

VINO

La dieta mediterránea fomenta el consumo limitado de alcohol. De hecho, un estudio descubrió que el consumo de alcohol es responsable de casi 24% de la reducción en la tasa de mortalidad relacionada con la dieta mediterránea (el consumo alto de vegetales, frutas y nueces representó un conjunto de 27%). El vino tinto es particularmente recomendable porque contiene muchos antioxidantes, incluyendo un químico especial llamado resveratrol, que parece aumentar tu colesterol "bueno", reduciendo la formación de coágulos y disminuyendo el riesgo de obesidad, arterosclerosis y cardiopatía en general.

Sin embargo, si vas a beber, hazlo con moderación. El alcohol puede ser adictivo; si bebes mucho puedes elevar tu presión sanguínea y triglicéridos, y aumentar el riesgo de enfermedad del hígado y ciertos tipos de cáncer. Por eso, los médicos recomiendan que las mujeres limiten el consumo a una copa al día (una cerveza, 100 ml de vino o 40 ml de licor de 80 a 100 grados) y los hombres a dos. Si estás embarazada, eres alcohólico o tienes daño en el hígado o corazón débil, debes evitar el alcohol por completo.

MENOS CARNE ROJA, MÁS PESCADO, PROTEÍNAS Y NUECES

Por sus altos niveles de grasa saturada, la carne roja se trata como un lujo especial en la dieta mediterránea. A cambio, tus necesidades de proteínas se satisfacen con pescado de mar (en especial los ricos en ácidos grasos omega) y pollo, que tiende a ser relativamente magro y bajo en grasas. Los médicos recomiendan que consumas de una a tres porciones de pollo y dos de pescado a la semana.

La dieta mediterránea también fomenta el consumo legumbres (vainas, nueces, almendras, semillas de girasol) que son altas en proteína, fibra, hierro y vitamina B. Las nueces y semillas son ricas en grasa insaturada, que puede aumentar tu colesterol "bueno" sin elevar el "malo". Los médicos recomiendan que comas un puñado de nueces a diario, y de una a tres porciones de vainas u otras legumbres.

Si tienes que comer carne roja de vez en cuando, trata de que sea cordero, que es alto en omega-3 y en el aminoácido carnitina. Como verás en el siguiente capítulo, la carnitina es un nutriente excelente que ayuda a mantener tu memoria y concentración.

Cuando sea posible, elige proteínas de tu zona y que sean orgánicas. Comiendo orgánico, puedes limitar el volumen de toxinas que entran en tu cuerpo y también ayudas a preserva el ambiente.

PESCADO Y MERCURIO

Tradicionalmente, la dieta mediterránea se basa en el pescado, una excelente fuente de proteína. Aunque por lo general se considera que el pescado es una opción saludable, tienes que tomar algunas precauciones antes de aumentar radicalmente su consumo. Como ya leíste, la mayoría de los pescados contienen por lo menos niveles bajos de metilmercurio, un metal pesado. Por eso, los médicos recomiendan que prestes atención a los tipos de pescado que comes para limitar tu exposición a esta sustancia tóxica. En general, mientras más grande sea el pez, es probable que tenga más mercurio. Además, ciertos pescados cultivados en granjas, como el salmón, pueden tener niveles de mercurio muy altos. Cuando sea posible, consume pescado orgánico, salvaje y local; tendrá los niveles de nutrientes más altos y los volúmenes de toxinas más bajos.

A continuación, te presentamos una lista general del contenido de mercurio de los pescados de consumo común:

- Bajo contenido de mercurio (seguro para comer con regularidad): salmón salvaje y cultivado orgánico, sardina, tilapia, emperador anaranjado, bagre, camarón, callos, calamar, ostión.
- Contenido de mercurio moderado (seguro para comer ocasionalmente): trucha de mar, platija, dorado, pargo rojo, lubina, bacalao, langosta, halibut.
- Alto contenido de mercurio (evítalo o cómelo poco): lubina chilena, tiburón, pez espada, mero, blanquillo, marlín, caballa española o rey, pez azul, atún.

LIMITA LOS LÁCTEOS

Los lácteos no están muy presentes en la dieta mediterránea, pero una adición es bienvenida siempre y cuando sean bajos en grasas. El queso y el yogurt pueden comerse con moderación, pero la ingesta de leche tradicionalmente es baja. Si de verdad quieres tomarte un vaso de leche, trata de que sea de una fuente no bovina: de cabra, de almendra y de castaña son alternativas geniales y saludables. De vez en cuando, también puedes considerar sustituir el queso de tu sándwich por aguacate, rico en omega.

En general, se recomienda que consumas de una a tres porciones de leche, yogurt o queso diariamente.

EVITA LOS ALIMENTOS SALADOS

Una de las muchas razones que explican por qué la dieta mediterránea es tan buena para reducir el riesgo de cardiopatía es que limita o evita del todo los alimentos salados. El alto consumo de sodio (sal) está relacionado con la presión sanguínea alta y otros problemas cardiovasculares; independientemente de la dieta específica que recomiendan los cardiólogos, casi siempre dicen a sus pacientes que reduzcan su consumo de sal. Para compensar la sensación de pérdida de sabor, la dieta mediterránea fomenta el uso de hierbas y especias para crear platillos nuevos y emocionantes. Si tienes que comer alimentos empaquetados o procesados de vez en cuando, trata de evitar cualquier cosa que tenga más de 500 mg de sodio por porción.

CONCLUSIÓN

Como puedes ver, la dieta mediterránea no privativa es un estilo de vida flexible y muy manejable que fomenta una mejor salud y al mismo tiempo te permite comidas satisfactorias. Aunque obtendrás mejores resultados si te apegas a las recomendaciones que enlistamos, hay estudios que demuestran que incluso pequeños cambios en la manera como comes, pueden hacer una gran diferencia. ¡Así que cuida a tu cerebro y come bien!

Suplementos

COMO VISTE EN EL CAPÍTULO ANTERIOR, UNA DIETA completa y bien balanceada es fundamental para la buena salud de tu cerebro y sistema nervioso. Desafortunadamente, no siempre es posible obtener todos los nutrientes que necesitas sólo por medio de la dieta. Las prácticas de la agricultura moderna han lavado minerales vitales de las tierras de cultivo; como resultado, las frutas y verduras que crecen en ese suelo agotado simplemente no contienen todos los nutrientes, y los que los conservan empiezan a deteriorarse en cuanto se cosecha la planta. El almacenamiento en frío continúa la destrucción del contenido nutritivo. Por ejemplo, las uvas almacenadas ya perdieron hasta el 30 % de sus vitaminas B para cuando llegan a la mayoría de las verdulerías; los espárragos pueden perder hasta el 90 % de su vitamina C. Si llevas comida fresca a casa, más nutrientes se pierden en el proceso de cocción; si comes alimentos procesados, más nutrientes se han perdido en los procesos de blanqueado, esterilizado, enlatado, molido o congelado.

En un mundo ideal, podríamos consumir toda nuestra comida dentro de la primera hora después de cosechar o sacrificar para aprovechar todos sus beneficios.

Desafortunadamente, esto no es posible para la vasta mayoría. Otros factores también contribuyen a las deficiencias alimenticias: ciertos medicamentos e incluso el envejecimiento pueden evitar que nuestros cuerpos produzcan o utilicen todas las vitaminas y minerales que necesitamos para funcionar. Como resultado, tenemos que buscar en otra parte para asegurarnos de tener todos los nutrientes necesarios. Este capítulo examinará las vitaminas, los minerales, las hierbas y otros suplementos que son esenciales para apoyar y mejorar nuestro funcionamiento cognitivo. Añadiendo estos suplementos a tu rutina diaria, puedes ayudar a proteger tu mente para los próximos años.

CÓMO USAR LOS SUPLEMENTOS

Claramente, es importante que suplementes tu dieta con ciertos nutrientes con el fin de que le permitas a tu mente estar en el mejor estado posible. El problema es que no todos los suplementos se crean de la misma manera, muchos factores diferentes pueden afectar la calidad y las tasas de absorción de los suplementos que tomas. Esta sección brinda información básica sobre cómo elegir y tomar los suplementos para obtener la efectividad máxima.

CÓMO ELEGIR LOS SUPLEMENTOS

Hay cuatro grados básicos de suplementos alimenticios que difieren en términos de calidad. Los suplementos de grado farmacéutico son los que tienen los estándares de regulación más altos en pureza, disolución (capacidad para disolverse) y absorción. Los suplementos de grado farmacéutico son 99 % puros, sin añadidos aglutinantes, rellenos, tintes u otras sustancias desconocidas. Su calidad ha sido asegurada por una tercera parte, la United States Pharmacopeia (USP). Aunque los suplementos de grado farmacéutico pueden ser más difíciles de encontrar y son bastante más caros que los suplementos de grado médico o alimenticio, su calidad asegura los mayores beneficios.

Si no puedes comprar suplementos de grado farmacéutico, elige los siguientes mejores que puedas conseguir, ya sean de grado médico o alimenticio. Debido a que estos suplementos de menor grado son menos puros que los de grado farmacéutico, a menudo contienen menores volúmenes de la sustancia que tratas de consumir. Por eso, es posible que tengas que tomar dosis mayores de éstos para alcanzar los efectos deseados. Aquí hay algunas consideraciones para tener en mente cuando eliges un suplemento:

· Revisa la lista de ingredientes, idealmente sólo debería tener un ingrediente: el nutriente. Si no es posible, elige suplementos que no contengan conservadores o colorantes artificiales. Y, por supuesto, asegúrate de que el producto no contiene sustancias a las que seas alérgico o intolerante: la soya, los lácteos y el gluten a veces se usan en la producción de suplementos.
· Elige suplementos naturales, no sintéticos; las formas naturales tienden a ser más activas y fáciles de absorber.
· Se ha descubierto que muchos suplementos herbales contienen rastros de metales pesados como arsénico, plomo, mercurio y cadmio. Para evitar la exposición a estas toxinas, busca hierbas que lleven sellos o la aprobación de las agencias de regulación. Estos grupos ayudan a asegurarte

de que el producto que consumes ha sido probado y está libre de contaminantes.

· Todo suplemento debe estar empacado en un contenedor que proteja el contenido de la luz. El vidrio color ámbar es la mejor opción. Los suplementos también deben ir sellados al vacío para preservar su frescura y asegurar que nadie altere el producto. Cuando compres un suplemento, pregunta si requiere refrigeración.

CÓMO TOMAR SUPLEMENTOS

Las dosis de vitaminas, minerales y otros suplementos alimenticios que se encuentran a lo largo de este libro están diseñadas para adultos con funcionamiento normal de riñones e hígado. Notarás que muchas de las dosis son mayores que los valores nutrimentales de referencia recomendados. Esto es porque los valores no consideran la cantidad de nutrientes que se necesitan para fomentar la salud óptima, simplemente calculan el mínimo necesario para evitar la deficiencia nutricional. Para mejores resultados, necesitas tomar más de lo que estos valores sugieren.

En algunos casos, recomiendo un rango de dosis en lugar de cantidad específica. Por ejemplo, sugiero tomar de 60 a 120 miligramos de ginkgo. Si estás trabajando con un médico especialista en metabolismo o en antienvejecimiento, él podrá determinar cuál dosis dentro de este rango es más apropiada para tu estado específico. Si tú solo estás estableciendo un régimen de suplementación, sin embargo, te sugiero que empieces con la dosis más baja posible y la mantengas durante dos semanas. Si no sufres efectos secundarios, pero no ves beneficios en ese tiempo, puedes aumentar la cantidad. Si después de dos semanas más todavía no ves mejorías, aumenta la dosis otra vez, sin exceder nunca el rango mayor recomendado. No todos los suplementos son efectivos para todas las personas; si ya llegaste a la dosis máxima de un suplemento y todavía no ves mejoría, descontinúa el uso del producto y considera un nutriente distinto.

Para algunos suplementos, y con mayores dosis, recomiendo dividir la toma en dos más pequeñas. Tu cuerpo sólo puede absorber una cantidad de nutriente en un momento dado; con consumir una cantidad menor más frecuentemente, puedes maximizar la absorción asegurándote de que tu cuerpo reciba las mayores ventajas. Ten conciencia de que las dietas altas en fibra también pueden interferir con la absorción de nutrientes; si estás consumiendo una comida alta en fibra, para mejores resultados espera dos horas antes de tomar tus suplementos.

Como con todos los medicamentos, los suplementos, aunque sean naturales, pueden conllevar ciertos efectos secundarios y riesgos. También pueden interactuar con medicamentos específicos ocasionando otros problemas de salud. A lo largo de este libro, he incluido información sobre estos efectos secundarios y contraindicaciones bajo el título "Consideraciones", información que te permitirá tomar las precauciones adecuadas para elegir y usar suplementos. Como siempre, te recomiendo consultar a tu médico antes de empezar cualquier régimen suplementario; tu médico personal será quien mejor adapte el régimen a tu estado, antecedentes y necesidades específicos.

ÁCIDOS GRASOS OMEGA

Son grasas poliinsaturadas esenciales, lo cual significa que no las produce tu cuerpo, pero son fundamentales para su funcionamiento. Cuando se consumen en cantidades adecuadas, pueden combatir la inflamación, reducen el colesterol "malo", moderan la presión sanguínea y en general ayudan a reducir el riesgo de enfermedad cardiovascular. Los ácidos grasos omega no sólo protegen de factores independientes del deterioro cognitivo, también pueden mejorar directamente la cognición. Además de consumir ácidos grasos omega-3 y omega-6, quizá quieras suplementarlos con un ácido graso omega-3 específico llamado ácido docosahexaenoico (DHA) que a menudo se encuentra junto con otro omega-3, llamado ácido eicosapentaenoico (EPA).

El DHA en realidad es un componente estructural del cerebro; es una parte integral del tejido cerebral y se encuentra en concentraciones particularmente altas en el hipocampo, tu centro de la memoria. Sólo por esta razón es importante que te asegures de tener una reserva adecuada de esta molécula. Hay estudios que muestran que el DHA fomenta la cognición y la memoria al estimular el crecimiento de las neuronas, aumentando la velocidad a la que las señales se transmiten entre éstas y protegiéndola de la inflamación y los daños.

Los niveles bajos de DHA se relacionan con el desarrollo de desórdenes de aprendizaje en niños y de Alzheimer en otras poblaciones. Por el contrario, hay estudios que demuestran que los sujetos que consumieron pescados grasos ricos en DHA en mayores cantidades (o con mayor regularidad) disminuyeron su riesgo de desarrollar deficiencia cognitiva leve entre el 19 y el 75 %. El DHA también parece ayudar con la depresión, en sí misma un factor de riesgo para el deterioro cognitivo y la fluidez verbal.

La suplementación con DHA incluso puede ayudar a los adultos que ya han desarrollado alguna forma de deterioro cognitivo. Un estudio demostró que al consumir suplementos de DHA, las personas con disminución de la memoria relacionada con la edad mejoraron su desempeño en algunas pruebas de salud cerebral. De igual modo, los pacientes de demencia que tomaron suplementos de DHA diariamente vieron mejoras significativas en sus marcadores de demencia. Desafortunadamente, se ha visto que la suplementación de DHA es menos efectiva en pacientes con Alzheimer. La buena noticia es que con una suplementación oportuna puedes reducir el riesgo de desarrollar alguna vez esta forma particular de demencia.

FUENTES ALIMENTICIAS DE DHA

· Peces de agua fría (salmón, trucha, caballa, sardinas, arenque)
· Algas marinas
· Huevo
· Cordero

CONSUMO RECOMENDADO

Además de comer una dieta rica en ácidos grasos omega, la mayor parte de los adultos se beneficiaría de suplementar con 1000 mg de los ácidos grasos omega-3 de grado farmacéutico diariamente. Los adultos mayores de 50 años deberían aumentar su dosis a 2 000 mg. Busca suplementos de los ácidos grasos omega-3 que sean 50% DHA y 50% EPA; esta composición nutritiva es mejor para el cerebro y el corazón.

CONSIDERACIONES

En dosis mayores a las recomendadas anteriormente, el EPA y el DHA pueden actuar como adelgazantes de la sangre. Si ya consumes un adelgazante de la sangre, el EPA y el DHA pueden aumentar sus efectos. Por eso, restringe tu dosis a 1000 o 2000 mg a menos que tu médico te lo indique de otro modo.

VITAMINAS

Las vitaminas son sustancias que se encuentran naturalmente en plantas y animales. Hay dos tipos: solubles en grasa, que se almacenan en las células y en la grasa de tu cuerpo, y vitaminas solubles en agua, que se eliminan de la misma manera como se ingieren. Aunque con frecuencia puedes satisfacer muchos de tus requerimientos vitamínicos diarios sólo por medio de la dieta, la suplementación puede ser necesaria para compensar cualquier disminución que tus alimentos puedan sufrir.

VITAMINA A (BETA-CAROTENO)

Es una vitamina soluble en grasa, conocida por ayudar a la buena visión y a la piel. Hay muchos tipos de vitamina A, pero el más benéfico para el cerebro es el beta-caroteno, pues actúa como antioxidante y protege tus neuronas del daño de los radicales libres; también ayuda a reducir el riesgo de enfermedad cardiovascular, un factor independiente del deterior cognitivo. En un estudio reciente, los sujetos que recibieron 50 mg de beta-caroteno a diario durante un año registraron puntajes más altos que los sujetos que recibieron un placebo en estudios que evaluaban el funcionamiento cognitivo general y la memoria verbal. El grupo beta-caroteno también mostró una velocidad relativamente más lenta de deterioro de la memoria asociado a la edad.

Fuentes alimenticias

Vegetales anaranjados-amarillos (zanahoria, calabaza y pimientos)
Frutas anaranjadas-amarillas (melón, toronja rosada, albaricoque)
Hojas verde oscuro (col, espinaca, acelga)
    En general, mientras más intenso sea el color de una fruta o vegetal, más rico es en beta-caroteno.

Consumo recomendado

Los adultos deben consumir entre 5 000 y 10 000 unidades de vitamina A diariamente. No es necesario consumir un suplemento aislado de beta-caroteno.

Consideraciones

El consumo excesivo de vitamina A (más de 10 000 unidades diarias) puede poner la piel amarilla o anaranjada, y potencialmente ocasionar daño al hígado y la muerte. En las mujeres, el consumo diario de tan poco como 5 000 unidades puede aumentar el riesgo de fractura de cadera. Si tomas una dosis alta de vitamina A diariamente, haz que tu médico revise tus niveles de calcio y enzimas del hígado. Si fumas, tienes alguna enfermedad del hígado, estás expuesto a asbestos o estás embarazada, consulta a tu médico antes de consumir vitamina A.

COMPLEJO DE VITAMINA B

Hay once vitaminas solubles en agua diferentes en el complejo B. En general, ayudan a que tu cuerpo transforme la comida en energía; también a producir glóbulos rojos. Las vitaminas B también son esenciales para una buena cognición y memoria, ya que ayudan a estabilizar la química cerebral. Algunas pueden ser especialmente benéficas para tu mente:

· Vitamina B (tiamina). Es necesaria para el buen funcionamiento nervioso; ayuda a proteger las neuronas del estrés oxidativo (daño por radicales libres). También se usa en la síntesis de la acetilcolina, el principal neurotransmisor de la memoria. La deficiencia ligera de tiamina puede conducir al deterioro cognitivo; la deficiencia grave puede causar síndrome de Wernicke-Korsakoff, una enfermedad cerebral caracterizada por la demencia. Los niveles de tiamina bajos también se relacionan con una mayor incidencia de Alzheimer; igualmente, estudios muestran que los pacientes con Alzheimer con un tratamiento de tiamina ven mejorías en la función intelectual.

· Vitamina B3 (niacina). Ayuda a proteger contra cardiopatía. Reduce el colesterol LDL ("malo") y eleva el HDL ("bueno"); reduce los triglicéridos, el fibrinogen (una sustancia relacionada con una mayor producción de coágulos peligrosos y la lipoproteína A, un marcador de riesgo cardiovascular. También ayuda en la producción y el procesamiento de los importantes químicos pregnenolona y serotonina. Un estudio que se hizo en gente con colesterol alto y cardiopatía mostró que la niacina no sólo reduce los niveles de colesterol, también mejoró la memoria de dos tercios de los sujetos del estudio. Hay análisis que comprueban que las dosis altas de niacina también están relacionadas con la mejoría de la memoria en sujetos que no tienen cardiopatía.

· Vitamina B6 (piridoxina). Ayuda a reducir los niveles de homocisteína, un aminoácido que, cuando se eleva, está relacionado con enfermedades cardiovasculares y deterioro cognitivo. También ayuda a sintetizar varios neurotransmisores esenciales para la memoria.

· Vitamina B9 (ácido fólico). Ayuda a reducir los niveles de homocisteína y ayuda a metabolizar la dopamina, un neurotransmisor relacionado con la memoria y el aprendizaje. Los niveles bajos de ácido fólico están relacionados con un aumento en el riesgo de ciertos tipos de demencia, incluyendo el Alzheimer; la deficiencia grave de ácido fólico puede causar una forma irreversible de demencia. Aunque algunos estudios muestran que la suplementación con esta sustancia puede retrasar el deterioro

cognitivo; las investigaciones en general son no conclu-
yentes al respecto.

· Vitamina B12 (cobalamina). Es fundamental para el funcionamiento del cerebro y el sistema nervioso. Es necesaria para la producción de neuronas y neurotransmisores
e impulsa al metabolismo. Además, ayuda a disminuir
los niveles de homocisteína. La deficiencia de B12 está
muy relacionada con el deterioro cognitivo y la demencia; aproximadamente, se percibe en un porcentaje del
23 al 30 de todos los pacientes de Alzheimer. Algunos
estudios han demostrado que la suplementación de B12
puede auxiliar a revertir el deterioro cognitivo siempre y
cuando no haya un daño cerebral irreparable; la suplementación parece ser más efectiva cuando empieza dentro del primer año desde la manifestación de síntomas.

· Colina. Técnicamente no es una vitamina, aunque es un
nutriente esencial relacionado con el complejo B. Es precursora de la acetilcolina, el principal neurotransmisor
de tu memoria, esto significa que para que pueda sinte-
tizarse la acetilcolina, primero tiene que estar presente la
colina. Por eso, la gente que tiene una deficiencia de ésta
tiene mayor riesgo de deterioro cognitivo. Hay estudios
que demuestran que la suplementación con colina puede mejorar la memoria en pacientes con deficiencia cognitiva leve y Alzheimer; mientras más pronto se inicie la
suplementación, mejores resultados parece tener. Cuando se justifica la suplementación de colina externa, consume alfa-gliceril fosforil colina (GPC), la forma en la que
tu sistema absorbe más fácilmente.

· Nicotinamide adenine dinucleotide (NAD+). Es una
coenzima (una molécula que ayuda en las reacciones enzimáticas) que se encuentra en todas las células de tu
cuerpo. La NAD+ y su derivada, NADH, están relacionadas

con el complejo de vitamina B y son fundamentales para impulsar al metabolismo y la síntesis de los neurotransmisores. Más importante aun, parece proteger del envejecimiento y muerte de las células del cerebro; en consecuencia, algunos científicos creen que la NAD+ y la NADH no sólo ayudan a amortiguar los efectos del daño y las enfermedades cerebrales, sino que también desempeñan un papel importante en el aprendizaje y la memoria.

Fuentes alimenticias

- Levadura de cerveza
- Hígado y otras vísceras
- Legumbres secas (lentejas, frijol blanco, chícharo)
- Huevo
- Granos enteros, incluyendo el salvado de trigo y de arroz)

Consumo recomendado

Debido a que la composición de las vitaminas del complejo B varía de una marca a otra, consúmelo dos veces al día de acuerdo con las instrucciones del producto.

Consideraciones

Debido a que las vitaminas B son solubles en agua y por lo tanto se eliminan rápidamente de tu sistema, es importante que las consumas por lo menos dos veces al día. La suplementación con algunas vitaminas B específicas puede causar deficiencias de otras vitaminas B y nutrientes.

VITAMINA E

La vitamina E en realidad es un grupo de ocho diferentes vitaminas solubles en grasa que actúan como poderosos antioxidantes, protegiendo tu cuerpo y cerebro del daño ocasionado por los radicales libres. Los niveles bajos de vitamina E están relacionados con la demencia, en parte porque la vitamina E puede ser fundamental en la disminución del estrés oxidativo, una enfermedad que contribuye con ciertos tipos de demencia. Un estudio descubrió que casi 60% de los pacientes ancianos con demencia tenían bajos niveles de vitamina E en la sangre. Algunos científicos creen que la suplementación con vitamina E también puede reducir la muerte celular en el hipocampo y en general retrasar la velocidad a la que progresan los síntomas de Alzheimer.

Fuentes alimenticias

- Germen de trigo
- Semillas de girasol
- Aceites vegetales (semilla de girasol, cártamo, sésamo)
- Nueces (almendras, cacahuates)
- Vegetales verdes (espinaca, espárrago, brócoli)

Consumo recomendado

Consume de 200 a 400 unidades diarias.

Consideraciones

Evita las formas sintéticas de la vitamina E; compra siempre suplementos naturales que contengan una combinación de diferentes tocoferoles y tocotrienoles, los dos subgrupos principales de vitamina E. La vitamina E es muy segura para usarla como suplemento. Debido a que la vitamina E es un adelgazante de la sangre, las dosis altas pueden aumentar el riesgo de sangrado en gente que consume medicamentos que reducen la coagulación de la sangre. El sulfato ferroso, un compuesto de hierro común, destruye la vitamina E, por lo que no debe consumirse con ésta. Para mejores resultados, la vitamina E debe tomarse con otros antioxidantes.

MINERALES

Los minerales son elementos inorgánicos que desempeñan muchas funciones importantes en tu cuerpo, pues trabajan en combinación con vitaminas, hormonas, enzimas y otros nutrientes para regular miles de funciones biológicas. Debido a que tu cuerpo no puede sintetizarlos, es importante que consumas las cantidades adecuadas de minerales para mantener una buena salud. Como verás, los minerales son básicos para el funcionamiento de tu cerebro y sistema nervioso. Se categorizan de acuerdo con su peso en tu cuerpo: los minerales que constituyen por lo menos 0.01 % del total de tu peso corporal se consideran macrominerales y los minerales que representan menos de esa cantidad se consideran oligoelementos o microminerales.

MAGNESIO

El magnesio es un macromineral que actúa como cofactor, es decir, se enlaza a más de 300 enzimas diferentes y las activa, lo que lo hace un ingrediente esencial para la mayoría de las reacciones bioquímicas de tu cuerpo. El magnesio es mejor conocido por su capacidad para permitir la producción de energía y el metabolismo a nivel celular, pero también es fundamental para el buen funcionamiento cerebral. Ayuda a combatir la inflamación, a mantener la integridad y el funcionamiento de las células nerviosas y mejora la acción de varios antioxidantes. Aunque las investigaciones sobre el papel del magnesio en el cerebro todavía están en desarrollo, por lo menos un estudio inicial indica que las concentraciones en la sangre son considerablemente más bajas en los pacientes de Alzheimer que en sujetos sin Alzheimer. Además, estudios más recientes dejan claro que la suplementación de magnesio puede ayudar a combatir el insomnio y la enfermedad cardiovascular, dos factores de riesgo independientes del deterioro cognitivo.

Fuentes alimenticias

- Alga marina
- Nueces (almendras, acajú, pacana, castañas)
- Granos enteros (salvado de trigo, mijo, arroz integral)
- Hojas verdes oscuras (espinaca, acelga, col)
- Comida del mar (camarón, cangrejo, salmón, callo)
- Frutos secos
- Legumbres

Consumo recomendado

Consume de 200 a 400 mg diarios.

Consideraciones

El citrato de magnesio, el glicinato de magnesio, el gluconato de magnesio y el lactato de magnesio se absorben más fácilmente que el óxido de magnesio. Si consumes más de 600 mg de magnesio al día, puedes tener diarrea u otras perturbaciones gastrointestinales. Aunque es rara, la intoxicación por magnesio grave puede manifestarse con baja presión sanguínea, náusea, vómito, debilidad muscular, dificultad para respirar e incluso paro cardiaco.

ZINC

Es un micromineral que actúa como cofactor para 100 enzimas diferentes, pues permite muchas reacciones bioquímicas. Además de desempeñar un papel fundamental en la síntesis de las proteínas y en la función inmune, el zinc actúa como antioxidante, protegiendo de la inflamación y el daño ocasionado por los radicales libres. Dentro del cerebro, el zinc parece regular la comunicación entre neuronas y puede incluso asistir en los procesos mediante los cuales se generan. Como con la mayoría de los nutrientes, demasiado o demasiado poco zinc puede ser dañino para tu salud cerebral. Los niveles elevados de zinc parecen aumentar la velocidad a la que se forman las placas de beta-amiloide, un marcador de Alzheimer. Los niveles bajos de zinc parecen interferir con la neurotransmisión, en particular dentro del hipocampo, tu centro de la memoria. Los niveles altos y bajos se relacionan con un mayor riesgo de Alzheimer.

Fuentes alimenticias de zinc

· Almejas
· Nueces
· Carne roja
· Lácteos

Consumo recomendado

Toma de 25 a 50 mg diarios.

Consideraciones

Tu cuerpo absorbe más fácilmente el picolinato de zinc y el citrato de zinc que otros compuestos. Es importante balancear el zinc y el cobre para una absorción óptima. Por cada 10 a 15 mg de zinc, toma uno de cobre. Las dosis de zinc excesivas pueden causar perturbaciones gastrointestinales como náusea, vómito, pérdida de apetito, dolor abdominal y diarrea.

LOS 12 SUPLEMENTOS QUE MÁS MEJORAN LA MEMORIA

Como hay muchos suplementos que pueden ayudar a estimular tu memoria y funcionamiento cognitivo, puede ser confuso saber cuáles tomar. La siguiente es una lista de los suplementos que los médicos recomiendan con más frecuencia por su capacidad para mejorar tu agudeza mental. Estos productos se han investigado mucho para confirmar su seguridad y eficacia. Como siempre, debes consultar a tu médico antes de empezar un régimen de suplementación. Toma esta lista como un punto de partida para iniciar esa conversación.

- Acetil-L-carnitina
- Ácido alfa lipóico
- Raíz de ashwagandha
- Coenzima Q10
- Huperzina A
- Fosfatidilserina
- Vinpocetina
- Complejo vitamina B
- EPA/DHA
- Ginkgo
- Vitamina E
- Zinc

Es importante recordar que un suplemento puede tener efectos diferentes en diferentes personas. Aunque los aquí mencionados son los que tienen registros mejor establecidos para ayudar a la memoria y la cognición, pueden no ser los mejores para ti. Por eso, este capítulo brinda una guía más incluyente de los suplementos que mejoran la memoria, para que tengas todas las opciones posibles.

AMINOÁCIDOS

Los aminoácidos son mejor conocidos como los bloques de construcción que constituyen las 40 mil proteínas diferentes de tu cuerpo. Pero los aminoácidos también son vitales para el funcionamiento adecuado de tu cerebro y sistema nervioso. Hay tres tipos diferentes: esenciales, no esenciales y condicionales. Los aminoácidos esenciales son importantes para el funcionamiento biológico, pero tu cuerpo no los puede fabricar, por lo que deben consumirse en fuentes externas. Los no esenciales son producidos por tu organismo, no requieren un consumo adicional. Bajo circunstancias normales, tu cuerpo también produce provisiones adecuadas de aminoácidos condicionales. En ciertas situaciones médicas, sin embargo, tu sistema puede requerir fuentes adicionales para rectificar deficiencias posibles. Esta sección describe algunos aminoácidos que tienen mayor impacto en tu memoria y agudeza mental.

ACETIL-L-CARNITINA

La acetil-L-carnitina es un derivado del aminoácido carnitina. Además de su función como antioxidante, la acetil-L-carnitina desempeña varias tareas que son benéficas para tu funcionamiento cognitivo: retrasa la velocidad a la que se degeneran tus neurotransmisores, aumenta la disponibilidad de oxígeno y la eficiencia respiratoria y ayuda a convertir la grasa almacenada en tu cuerpo en energía. La acetil-L-carnitina también actúa como precursor de la aceticolina, tu principal neurotransmisor de la memoria. La acetil-L-carnitina también ha demostrado que reduce la posibilidad de desarrollar una enfermedad cardiovascular, un factor de riesgo independiente del deterioro cognitivo: reduce el colesterol LDL (malo) y los triglicéridos, y eleva el colesterol HDL (bueno).

Por todas estas razones, muchos estudios han indicado que tomar suplementos de acetil-L-carnitina mejora la memoria a corto y a largo plazo; también puede mejorar el humor, la concentración mental y la energía. En un estudio enfocado en gente con deficiencia cognitiva leve, se mostró que la acetil-L-carnitina mejora la memoria, la atención, la fluidez verbal y el comportamiento diario. Otro análisis mostró que los beneficios de la acetil-L-carnitina son duraderos: la mejoría cognitiva persistió durante treinta días después de que se descontinuó la suplementación. Aún mejor, algunos estudios muestran que la acetil-L-carnitina puede incluso retrasar la progresión del Alzheimer. Claramente, hay beneficios significativos en añadir acetil-L-carnitina a tu régimen diario.

Fuentes alimenticias

- Carne y pollo
- Leche entera y lácteos
- Aguacate
- Espárrago

Consumo recomendado

Toma de 1000 a 2 000 mg al día.

Consideraciones

Muchos nutrientes pueden aumentar la efectividad de la acetil-L-carnitina, como el ácido alfa lipóico, las vitaminas B, el DHA y EPA, la fosfatidilcolina y la fosfatidilserina. Los efectos secundarios son raros, pero pueden incluir perturbaciones gastrointestinales. También pueden aparecer inquietud, sarpullido y dolor de cabeza. A veces, la gente que consume acetil-L-carnitina percibe un ligero olor corporal a pescado; esto puede evitarse tomando vitamina B2 (riboflavina) al mismo tiempo. Si tienes enfermedades de riñón o de hígado, consulta a tu médico antes de consumirla.

CARNOSINA

La carnosina, que no debe confundirse con la carnitina, es un aminoácido que actúa como un poderoso antioxidante. Ayuda a prevenir la glicación, un proceso que resulta en la producción de radicales libres y causa signos de envejecimiento. La carnosina también ayuda a regular tus niveles corporales de cobre y zinc, dos metales que, cuando se tienen en exceso, se han relacionado con el desarrollo de demencia. Igualmente, algunos estudios muestran que la carnosina es un tratamiento efectivo para el Alzheimer, pues retrasa la progresión de sus síntomas.

Fuentes alimenticias

La carnosina puede encontrarse en la carne de res, pollo y puerco.

Consumo recomendado

Toma de 1000 a 2000 mg al día.

Consideraciones

Si tienes enfermedades de riñón o hígado, consulta a tu médico antes de tomar carnosina. Cuando se consume en exceso, puede causar hiperactividad.

TRIPTÓFANO

Es un aminoácido esencial que actúa como precursor de la serotonina, un neurotransmisor relacionado con el humor y la felicidad. Comúnmente conocido como el químico "del pavo" que nos hace sentir somnolientos y contentos en la cena de Navidad, el triptófano se considera un estabilizador del humor y estimulante del sueño. Los científicos también relacionan el triptófano y su derivado, la serotonina, con la salud cognitiva general. Un estudio mostró que los pacientes sanos que consumen una dieta deficiente en triptófano experimentaron una disminución temporal de la memoria a largo plazo. Otro estudio mostró que los niveles de este aminoácido en la sangre en ayunas tienden a ser más bajos en los pacientes con demencia; esto puede deberse simplemente a que el triptófano se absorbe con menos facilidad que otros aminoácidos.

Fuentes alimenticias

- Lácteos
- Nueces
- Huevos
- Pollo
- Legumbres

Consumo recomendado

Toma de 5 a 50 mg al día.

Consideraciones

Si estás tomando un inhibidor selectivo de la recaptación de serotonina (ssri) o un inhibidor de la monoaminooxidasa (mao), debes evitar tomar suplementos de triptófano.

HIERBAS MEDICINALES

Durante miles de años, la gente ha cosechado plantas por su valor medicinal. Las hierbas medicinales son un subconjunto especial de estas plantas curativas; hasta el día de hoy, muchos médicos las recomiendan como una manera natural para conseguir una salud óptima. Tienen muchos poderes curativos diferentes. Algunas ayudan a disminuir el colesterol y a reducir el riesgo de cardiopatía, otras contrarrestan el estrés y algunas ayudan a mejorar tu memoria y funcionamiento cognitivo.

Debido a que las hierbas son "naturales", por lo general se consideran más seguras que los medicamentos prescritos. Esto quizá sea engañoso; como muchos suplementos, pueden tener efectos graves y dañinos si no se consumen con las debidas precauciones. Además, a diferencia de los medicamentos de prescripción, la calidad y los contenidos de muchos suplementos herbales no están regulados por muchos gobiernos. Sé un consumidor informado: lee con atención la lista de ingredientes de cualquier suplemento que compres, revisa las consideraciones que te da y consulta con tu médico antes de comenzar un régimen de suplementación.

RAÍZ DE ASHWAGANDHA

La ashwagandha (*Withania somnifera*) es una hierba que se encuentra en India, Pakistán y Sri Lanka. Es conocida por su capacidad para mejorar la resistencia al estrés emocional y físico, una fuente común de deterioro cognitivo. Sin embargo, la ashwagandha también desempeña varios papeles dentro de tu cerebro y sistema nervioso. Estimula la regeneración y reparación de neuronas y ayuda a mantener niveles adecuados de acetilcolina, tu principal neurotransmisor de la memoria, inhibiendo la producción de acetilcolinesterasa, una enzima que descompone este importante neurotransmisor. También tiene propiedades antioxidantes y antiinflamatorias, que protegen tus neuronas contra daños. Estas características hacen que la ashwagandha sea una hierba útil para mejorar tu sensación de alerta y memoria.

Consumo recomendado

En cápsula, la ashwagandha puede consumirse en dosis de 500 a 2000 mg. Si se prepara como té de la raíz seca, usa de 85 a 100 g diarios.

Consideraciones

Puede causar perturbaciones gastrointestinales, incluyendo diarrea, náusea y vómito. No consumas raíz de ashwagandha si estás tomando otro inhibidor de la colinesterasa prescrito, como donepezil (Aricept) o galantamina (Razadyne).

GINKGO

El ginkgo (*Ginkgo biloba*) es un extracto del árbol de ginkgo. Los beneficios de éste para la memoria y la agudeza mental están bien establecidos: actúa como antioxidante y protege el hipocampo, tu centro de la memoria, del encogimiento relacionado con la edad. El ginkgo también estimula la producción de acetilcolina (tu principal neurotransmisor de la memoria) y de receptores adicionales de serotonina, un neurotransmisor relacionado con el humor y el aprendizaje. Además, el ginkgo ayuda a proteger contra enfermedades cardiovasculares, un factor de riesgo independiente de deterioro cognitivo: dilata los vasos sanguíneos y sirve como adelgazante de la sangre, reduciendo la coagulación y mejorando la circulación del oxígeno dentro de tu cerebro y sistema nervioso.

Hay estudios que muestran que el ginkgo puede prevenir el deterioro relacionado con el envejecimiento de los receptores de la acetilcolina y la serotonina en tus neuronas, ayudando a mantener la sensibilidad a los neurotransmisores; también parece que aumenta la tasa a la que los neurotransmisores se producen. Estudios en animales indican que el ginkgo también puede inhibir la formación de las placas de beta-amloide relacionadas con el Alzheimer y otras formas de demencia. Por estas y otras razones, los estudios muestran de manera abrumadora que la suplementación con ginkgo puede estabilizar o mejorar la memoria y la agudeza mental en quienes tienen deficiencia cognitiva leve o demencia.

Consumo recomendado

Toma de 60 a 120 mg al día.

Consideraciones

Los efectos secundarios no son comunes, pero pueden incluir dolores de cabeza, náusea, vómito o mareo. Debido a que el ginkgo actúa como adelgazante de la sangre, no debe tomarse con otros anticoagulantes. No lo tomes si estás embarazada o si usas un inhibidor MAO. Si estás tomando ciclosporina, papverina, diuréticos tiazídicos o trazodona, consulta a tu médico antes de consumir ginkgo.

EXTRACTO DE SEMILLA DE UVA

Es conocido por su alta concentración de vitamina E y otros antioxidantes. Aproximadamente, el extracto de semilla de uva es veinte veces más potente que la vitamina E y cincuenta veces más que la vitamina C en el combate de radicales libres. Además, protege el cerebro de la formación de las placas de beta-amloide. Además de prevenir la inflamación, también desempeña otras tareas que reducen el riesgo de desarrollar enfermedades cardiovasculares, reduciendo la presión sanguínea alta (hipertensión), el colesterol LDL (malo) y previniendo la formación de coágulos en la sangre.

Consumo recomendado

Toma de 50 a 200 mg al día en cápsula o tableta.

Consideraciones

Los efectos secundarios son raros, pero pueden incluir dolor de cabeza, mareo y náusea. Debido a que el extracto de semilla de uva actúa como adelgazante de la sangre, no debe consumirse con otros anticoagulantes.

HUPERZINA A

Es un compuesto aislado de la planta china *Huperzia serrata*. Desempeña varias funciones útiles en tu cerebro: protege las neuronas de niveles tóxicos del neurotransmisor glutamato e inhibe la acetilcolinesterasa, la enzima que descompone la acetilcolina, tu principal neurotransmisor de la memoria. Por sus características, la huperzina A mejora el funcionamiento cognitivo y el comportamiento diario en pacientes con Alzheimer moderado.

Consumo recomendado

Toma 400 mg al día.

Consideraciones

Los efectos secundarios son raros, pero incluyen perturbaciones gastrointestinales como náusea, vómito, dolor abdominal y diarrea. La huperzina A también puede causar sudoración, visión borrosa y aumento de micción y salivación. No tomes huperzina A si ya consumes otro inhibidor de la colinesterasa como donepezil (Aricept) o galantamina (Razadyne).

VINPOCETINA

Es un extracto derivado de la planta de vicapervinca. Tiene muchos usos dentro del cerebro y el sistema nervioso. Actúa como agente antiinflamatorio y aumenta la circulación de la sangre en el cerebro al funcionar como adelgazante de la sangre y vasodilatador (amplía los vasos sanguíneos). La vinpocetina también mejora la conectividad eléctrica en tu red neuronal, aumenta los niveles del neurotransmisor serotonina y protege tus neuronas del daño ocasionado por los niveles excesivos de calcio intercelular. Muchos estudios han mostrado que la suplementación de vinpocetina mejoró aspectos del desempeño cognitivo en pacientes con demencia, incluyendo la atención, la concentración y la memoria

Consumo recomendado

Toma de 10 a 40 mg al día.

Consideraciones

Los efectos secundarios son muy raros, pero pueden incluir dolores de cabeza y en el pecho, mareo, sequedad en la boca, náusea e irritación en la piel. Debido a que la vinpocetina es un adelgazante de la sangre, consulta a tu médico si ya estás tomando un anticoagulante.

OTROS SUPLEMENTOS

Además de las vitaminas, minerales y aminoácidos que enlistamos arriba, hay muchos otros suplementos que pueden ayudarte a mantener tu memoria y agudeza mental.

ÁCIDO ALFA LIPÓICO

También conocido como ácido lipóico o ácido alfa-lipóico, es un nutriente soluble en agua y en grasa, lo que estimula la máxima absorción en tu cerebro. Además de su función antioxidante, estimula la generación de nuevas fibras nerviosas en tus neuronas, lo cual ayuda a fortalecer tu memoria y a retrasar el envejecimiento del cerebro. También actúa como agente de quelación, permitiendo que tu cuerpo procese y remueva metales pesados como el hierro, el cobre y el cadmio.

Fuentes alimenticias

El ácido alfa lipóico es un antioxidante que se da naturalmente en varios alimentos; usualmente está enlazado a una sustancia llamada lisina que se encuentra en las proteínas. Aunque los datos son limitados, estudios iniciales indican que pueden encontrarse concentraciones altas de ácido alfa lipóico en las vísceras (riñones, corazón, hígado) y en ciertos vegetales como espinaca, brócoli, tomate, chícharo y col de bruselas. Sin embargo, ninguno de estos alimentos es tan adecuado como las fuentes terapéuticas del ácido alfa lipóico; tendrías que consumir 45 kilos de espinaca para conseguir la dosis recomendada.

Consumo recomendado

Toma 100 mg al día, en cápsula o tableta.

Consideraciones

La gente con diabetes o bajos niveles de azúcar en la sangre debe consultar con su médico antes de tomar ácido alfa lipóico, ya que este suplemento puede disminuir aún más los niveles de azúcar.

COENZIMA Q10 (CO Q10)

Es un nutriente que se encuentra en muchos alimentos y se produce en casi todos los tejidos de tu cuerpo. Su función principal es ayudar a producir energía celular, brindando a tu cuerpo y cerebro la energía que necesitan para funcionar en los niveles óptimos. También actúa como antioxidante y ayuda a tu cuerpo a regenerar la vitamina E.

Fuentes alimenticias

- Pescados grasos (anchoas, caballa, salmón, sardina)
- Brócoli
- Espinaca
- Corazón de res
- Nueces

Consumo recomendado

Toma de 30 a 360 mg al día, o como lo recomiende tu médico.

Consideraciones

No tomes más de 100 g diarios sin instrucciones expresas de tu médico. Si estás consumiendo un adelgazante de la sangre, consulta antes a tu médico. Los efectos secundarios incluyen perturbaciones digestivas (incomodidad, pérdida de apetito, diarrea, acidez), insomnio, náusea y palpitaciones. Las dosis mayores a 300 mg pueden elevar tus enzimas en el hígado.

FOSFATIDILSERINA

Es un fosfolípido que se produce naturalmente en el cerebro. Estimula la comunicación de célula a célula aumentando la producción de muchos neurotransmisores importantes, como la acetilcolina, la serotonina, la epinefrina, la norepinefrina y la dopamina. También ayuda a protegerte contra el estrés e impulsa el cerebro al aumentar el metabolismo de la glucosa. Igualmente, hay estudios que han mostrado que la fosfatidilserina ayuda a mantener la memoria en la gente sana y mejora la cognición en gente con disminución normal de la memoria por envejecimiento. La fosfatidilserina también puede ayudar en el tratamiento de algunos tipos de demencia, como Alzheimer. Como muchos suplementos, para mejores resultados, un régimen que incluya fosfatidilserina debe iniciarse antes o poco después de que empiecen a aparecer síntomas de pérdida de memoria.

Consumo recomendado

Toma 300 mg al día.

Consideraciones

Los estudios sobre la fosfatidilserina predominantemente se condujeron en suplementos derivados del cerebro de vacas. Debido al aumento en la incidencia de enfermedad de la vaca loca, los suplementos ahora están principalmente hechos de soya o col; los beneficios cognitivos y riesgos de estos suplementos todavía están por determinarse.

CONCLUSIÓN

El objetivo de este capítulo es brindarte un panorama de los suplementos que se usan más comúnmente para mejorar la memoria y la agudeza mental. Aunque los suplementos alimenticos pueden aportar beneficios significativos para quienes los consumen, deben tomarse sólo como parte de una estrategia mayor del mantenimiento y mejoramiento de la memoria. Para mejores resultados, tendrías que hacer ciertos cambios en tu estilo de vida, como se detalló en el resto de la segunda parte. Con más actividad física y mental, una dieta saludable, mejor ejercicio, más sueño y menos estrés, los suplementos alimenticios pueden ayudarte a mantener la agudeza y precisión de tu mente.

Conclusión general

HACE TAN SÓLO ALGUNAS DÉCADAS, SE CREÍA QUE LA pérdida de la memoria en los ancianos era una parte de la vida natural e inevitable. Los olvidos de los abuelos eran, desde luego, un problema, pero podían tolerarse hasta que empezaban a interferir en su habilidad para vivir solos. Hoy, sin embargo, cuando una porción cada vez mayor de nuestra población está alcanzando la edad de 65 y más, nos hemos dado cuenta de la grave naturaleza de la pérdida de la memoria. A lo largo de los últimos 30 años, se han invertido miles de millones de dólares en la investigación de varias enfermedades que afectan la memoria. Se han hecho grandes avances en nuestra comprensión de estos males, pero a veces los estudios producen más preguntas que respuestas. Aunque los científicos han podido identificar y aislar enfermedades específicas, y lentamente van aprendiendo cómo funcionan, todavía tienen que encontrar curas para las formas más graves de pérdida de la memoria.

Por otro lado, conforme se han investigado estos problemas, también nos hemos dado cuenta de que por medio del proceso de envejecimiento ocurre una pérdida "normal" de la memoria y el funcionamiento cognitivo. En muchos casos, sin embargo, esta pérdida no necesariamente es tan normal como parece. Más bien, ocurre como resultado de una causa específica, una causa que a menudo puede reducirse, revertirse o prevenirse por completo. Para mucha gente, es fácil aceptar lo inevitable de las complicaciones relacionadas con la edad. Pero para quienes están leyendo este libro, hay una consciencia de que la pérdida de la memoria no tiene que ser inevitable: tú comprendes que está en tu poder no atenerte a la "norma".

El material de este libro está diseñado específicamente para mostrarte cómo preservar tu memoria y retrasar el deterioro cognitivo, incluso puede ayudarte a recuperar lo que has perdido. Si tu pérdida de memoria está ocasionada por un problema o enfermedad específicos, la primera parte de este texto te ayudará a comprender qué es ese problema y cómo arreglarlo. O, si buscas un régimen más general que te ayude a mantener tu mente en condiciones óptimas, la segunda parte te brindará un programa adecuado para que lo adoptes y mantengas. Lo importante es que seas constante con este régimen. Si puedes hacer el compromiso de mejorar tu dieta, sueño, niveles de estrés, ejercicio y actividad mental, verás los resultados pronto.

Además, traté de ofrecerte los descubrimientos más recientes en el tema de la demencia. Sé lo devastadora que puede ser esta enfermedad. Mi propia madre sufre los efectos del Alzheimer; a lo largo de los últimos años ha perdido una vida de recuerdos preciosos. El trabajo que hice al investigar la enfermedad de mi madre fue la base para este libro. Aunque actualmente no hay cura para el Alzheimer o ninguna de las otras formas graves de pérdida de la memoria, se desarrollan nuevos tratamientos cada día: quizá incluso durante el transcurso de mi vida se erradiquen estas terribles enfermedades.

Tú puedes mantener la agudeza y precisión de tu mente sin importar tu edad. Si puedo dejarte un mensaje, es este: da el siguiente paso. Ya sea mediante tu fe, por alguien que amas o porque crees que eres el amo de tu propio destino, tienes que reunir la voluntad para tener control de tu salud. Sólo tú puedes determinar lo bien o lo mal que esté tu mente conforme envejezcas. ¡Usa este libro como una guía para disfrutar de gran memoria y concentración en los próximos años! 🐾

Recursos

ESPECIALISTAS DE
MEDICINA NATURAL

Para asegurar una salud óptima, es importante que trabajes con un médico que tome en cuenta tus antecedentes para formular un régimen personal para ti. Abajo, hay dos organizaciones de prestigio mundial que te pueden poner en contacto con profesionales que se especializan en la medicina natural y alternativa, nutrición, antienvejecimiento y metabolismo.

American Academy of Anti-Aging Physicians
    www.a4m.com
Institute for Functional Medicine
    www.functionalmedicine.org

LABORATORIOS DE DIAGNÓSTICO

La siguiente es una lista de laboratorios que ofrecen exámenes para evaluar tu genética, tus niveles de hormonas y nutrientes, tu funcionamiento gastrointestinal y exposición a metales pesados. Estos análisis pueden ser importantes para identificar si tienes una predisposición genética al deterioro cognitivo, cardiopatía o si un envenenamiento por metales pesados, un desequilibrio hormonal, la deficiencia nutricional o la inflamación están afectando tu memoria. Antes de ordenar cualquier análisis médico, consulta a tu médico familiar.

Age Diagnostic Laboratories
www.adltests.com
NeuroScience, Inc.
www.neurorelief.com
Doctor's Data Laboratory
www.doctorsdata.com
Genova Diagnostic Laboratory
www.gdx.net
Metametrix Clinical Laboratory
www.metametrix.com
NeuroScience, Inc.
www.neurorelief.com
Pathways Genomics Corporation
www.pathway.com
Spectracell Laboratories
www.spectracell.com
ZRT Laboratory
www.zrtlab.com

SUPLEMENTOS DE GRADO FARMACÉUTICO

A lo largo del libro, se han recomendado suplementos alimenticios para que te ayuden a aliviar o tratar los síntomas de varias enfermedades. Abajo, encontrarás una guía de compañías que ofrecen suplementos de grado farmacéutico de alta calidad. Muchas de estas empresas sólo distribuyen sus productos entre médicos con licencia y laboratorios; se proporciona su información para que puedas localizar lugares donde ofrezcan estos productos cerca de ti. Como siempre, consulta a tu médico antes de iniciar un régimen de suplementación.

Designs for Health
    www.designsforhealth.com
Douglas Laboratories
    www.douglaslabs.com
Life Extension
    www.lef.org
Metagenics
    www.metagenics.com
Ortho Molecular Products
    www.orthomolecularproducts.com
Pain and Stress Center
    www.painstresscenter.com

MÁS INFORMACIÓN SOBRE DEMENCIA Y PÉRDIDA DE LA MEMORIA

Las organizaciones abajo mencionadas proporcionan educación e investigaciones sobre varias formas de disminución cognitiva y demencia. Ofrecen revisiones integrales del conocimiento médico actual y proporcionan apoyo valioso para amigos y familiares de personas que sufren demencia.

The Alzheimer's Association
www.alz.org
Alzheimer's Foundation of America
www.alzfdn.org
The Association for Fronto-temporal Degeneration
www.theaftd.com
Lewy Body Dementia Association
www.lbda.org
The National Institute on Aging
www.nia.nih.gov

FORMACIÓN CEREBRAL

Varias instituciones ofrecen adiestramiento para fortalecer tus habilidades cognitivas basadas en el crecimiento de la investigación sobre neuroplasticidad, y prometen aumentar tu capacidad de memoria e incluso tu inteligencia, enseñándote a desempeñarte mejor en algunas tareas cognitivas. Aunque los estudios todavía no concluyen sobre la verdadera eficacia de esta "formación cerebral", no parece que haya ningún daño en estas actividades que intensifican la mente, y es probable que tengan muchos beneficios.

CogMed Working Memory Training
    www.cogmed.com
Lumosity
    www.lumosity.com
Posit Science
    www.positscience.com

Índice